Nomiso
Raku Raku Therapy

脳みそラクラクセラピー

発達デコボコの人の
資質を見つけ開花させる

愛甲修子
Aikou Shuko

花風社

発達障害に、
手遅れはありません。
今この時からでも、
心身ラクになる方法、 あります。
そして心身がラクになれば
発達が促されます。

だから
脳みそをラクにすること。
それが発達援助です。

脳みそ ラクラクセラピー もくじ

第3章

「過敏体質」＋「こびりつき脳」という体質への配慮を発達につなげる

59

第4章

資質を見つけ、開花させる

105

第5章
弱みを強みに変えていく

第6章
もう一度考えてみる。「治るって？」

第7章 社会《みんな》の中で生きるには 165

第8章 好奇心と遊びで、社会《みんな》の中で生きる人になる 187

第1章

治るって?

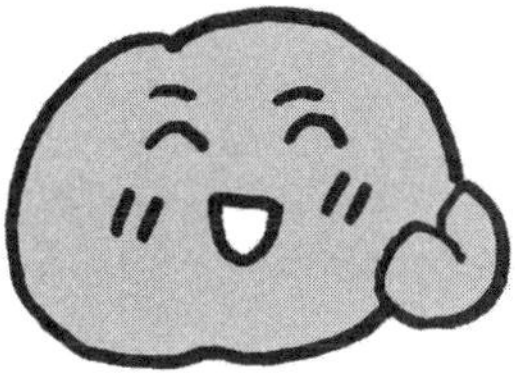

発達障害は治らないんでしょ？

浅見 さて、愛甲さん、今回は「発達デコボコのある方の脳みそをラクにして発達につなげる」というテーマでの本作りにご参加いただいてありがとうございます。

元々私と愛甲さんとの出会いと言えば、愛甲さんが花風社に、神田橋條治先生の『発達障害は治りますか？』の企画原案を持ち込んでいただいたところから始まります。あの本はおかげさまで多くの方々のお役に立てているようで、版元としてもとてもうれしいです。つまり、愛甲さんは恩人です。それにしては、最初の出会いのときには実につっけんどんな態度を取ってしまったんですけど。

愛甲 私は長崎大学大学院の岩永竜一郎先生のもとへ特別支援教育の勉強に行って名刺をいただきました。その後、鹿児島に行って、師匠の神田橋條治先生に岩永先生からいただいた名刺をお見せしたら、岩永先生と会いたいなあとおっしゃるのです。このお二方が会われるのであれば、いっそのこと本にして多くの方にも読んでいただいたらよいと思いました。そのとき私の脳裏に浮かんだのが花風社でした。

だから面識もない浅見さんにいきなり電話をしたんですよね。そうしたら、いかにもいやそうだったけど、「一回会ってあげましょう」みたいな感じで。

わははは。無礼なやつですみませんでした。私は「神田橋條治先生？　なんでそんな大物の方の本をうちのような小さい出版社が出さなきゃいけないんだ！」と腹が立ったのです。おまけにそのとき、もう発達障害にへきえきとしていたので。

お会いした浅見さんは、桜島が大噴火しているような感じで怒りに充ちていました。でもその後、この出会いが『発達障害は治りますか？』という本につながり、結果的にはあの本が世に出てお役に立てていて、よかったなと思います。

本当に、あの本が出たことで多くの方が助かったと今ではおっしゃってくださるので、出してよかったと思います。あの本が出なければ――いいえ、出ても誰の役にも立っていなければ――今私はもうここにいなかったでしょう。でも当時私としては、もう発達障害にかかわるなんてまっぴらごめんという心境の時でしたので、迷惑な話を持ってきたなあ、と思ってつっけんどんな態度を取ってしまったのです。

神田橋先生のどこがすごいのですか？　とおききした私に愛甲さんは「先生は、患者さんをとにかく治すんです」とおっしゃいました。それを聞いてまた「まさか。発達障害は治らないんでしょ？」と疑問や怒りがわいてきたのですが。

なぜ発達障害にかかわるのがまっぴらごめんだったかというと、発達障害の人から法的な被害を受けて、裁判を抱えていたからです。（編注：詳しくは『自閉症者による犯罪を防ぐための提言』参照）。発達障害の人って迷惑、という気持ちが強いときだったし、それに対しなんの方策も持っていない支援の世界にもうんざりしていました。もし本当に治せる人がいるのなら治してもらいたいと思ったし、そういう専門家がいらっしゃるのなら、本を出したいと思いました。そうしたら、するすると先生とお会いする予定が決まってしまって。本当に不思議なご縁から始まりましたね。

そうやって出会い、そして今があるんですよね。

「治るってどういうこと？」「治したい人も中にはいるのでは？」という興味から神田橋先生のご著書を読みまくり、先生に実際にお会いして実践に触れ、その後本を読んだ方々が先生のもとを訪れてどんどんよくなっていかれるのを見て、あのとき愛甲さんが「治す」と言ったのはどういうことか自分なりに理解が進んできました。この本のテーマは「発達デコボコの人の脳みそをラクにする」ことですから、「治る」という言葉の意味も、もう一度見つめ直したいと思います。

「目の前の人をラクにしたい」という気持ちが原点

でもまあ、その後知ったのは、神田橋先生はさることながら、愛甲さんご自身も効果のあるセラピーをしていらっしゃるということです。

いえいえ、私自身はそんなたいした人間ではありません。人前で話すのも得意ではありませんし。ただ、障害のある方たちと一生懸命生きてきました。その結果、社会《みんな》の中で生活できるようになった人がいたというだけのことです。

私の経験というのは、私が生きてきた中でのごく限られたものです。ですので、その中でのお話しかできません。それをお伝えすることでお役に立てればうれしいです。

では初めに、愛甲さんがセラピストになられた経緯を話していただけますか。セラピーというお仕事に入られた経緯が、とても愛甲さんらしいと思うので、まずはそれを読者の皆さんに知っていただきたいです。

大学の常勤の教員として後進の育成にもあたっていたこともある愛甲さんですが、現在はセラピー中心のお仕事をされていますね。スクールカウンセラーや施設での非常勤職員、大学の非常勤講師などで毎日お忙しそうです。現在、臨床心理士と言語聴覚士、二つの資格を持っていらっしゃいますね。

はい。最初お会いしたときに浅見さんは、臨床心理士が大嫌いとおっしゃいましたが、私は臨床心理士で……。

わはは！　これもまた失礼なやつですみません。

浅見さんは純粋な方ですよね。まっすぐな方で、闘わなければいけないときにはきちんと闘うタイプ。それに対して、私は親から叱られたことがないようなおっとりとした育てられ方をしてきました。

だからでしょうか。浅見さんが闘える人であるところを尊敬しています。自分は挑まれたら闘わずにスルーするタイプなので、浅見さんのパワフルなところはすごいと思っています。

ありがとうございます。まあ私の話はさておき、愛甲さんのキャリアについてお話しましょう。まずは、言語聴覚士の資格を取られたのですよね。その経緯をお話してくださいますか。愛甲さんのセラピストとしての原点だと思うので。

そうですね。たとえば言語聴覚士という仕事を目指すとき、大抵の方は「なりたい」からそのためのコースに入るのだと思います。国家試験のための学校に通ったり。でも当時はまだ言語聴覚士の資格ができていなかったということもありますが、私の場合はそうではなかったんですね。

仕事としてお寺の留守番をしていた時期がありました。そのときに、檀家さんが相談に来られたんです。今思えば重い知的障害のある自閉症のお子さんとご家族との最初の出会いでした。この子に言葉が出るようにしてほしいとおっしゃるのですが、当時の私にはそんな力がありませんでした。ただ「このお子さんをどうにかしたい」という思いだけが強くあったことは確かですが、そのところが原点となって、今、臨床心理士、言語聴覚士になっているのだと思います。

愛甲さんも純粋な方ですね。普通、檀家さんが相談に来られて「この子に言葉を出させてください」とおっしゃっても、いきなり大学院に通ったりはなさらないと思います。スルーすると思います。

いきなり大学院に行ったわけではないんですね。地元の大学に、当時、障害児教育の専攻科に言語聴覚士養成コースのようなものが組み込まれていたのです。そこに二年行きました。そこを終えてから大学院に進みました。

その間にも、その檀家のお子さんには毎週来てもらっていました。でも言葉は出なかったですね。

お母様がおっしゃるには、最初は言葉が出ていたんだそうです。でも、やがて言葉が消えていった。折れ線型自閉症ですね。最重度の知的障害を伴った方でした。

今はもう成人されていますが、まだ言葉はありません。けれども、作業所に通って穏やかに暮らしていらっしゃいます。

この方と最初に出会ったのは三歳のとき、保育園に通っていたころでした。保育園が、あるときに、もううちでは見られないと言ってきたそうです。通園施設に移ってくれ、と。でも保護者の方には、他の子どもたちと一緒に保育園で過ごさせたいという思いがありました。

結局、五歳になったとき、通園施設に移られて、その後、特別支援学校の小学部に入りました。市内でたった一人です。私と障害のある方との、奇跡のような出会いでした。

この方の言葉を出したい、というところから、セラピストとしての私は出発しました。

私にはその経緯が、多くの保護者の方と重なって見えるのです。

愛甲さんは今はもうプロのセラピストとして、多くの事例に出会い、知識や経験の引き出しを増やされ、それを様々な方々の役に立てていらっしゃいます。けれども原点は、たった一人の目の前のお子さんをどうにかしたい、その気持ちだったのですよね。

親御さんが発達障害について勉強し、あれこれ工夫を重ねるのは、別にプロのセラピストになるためではなく、目の前のこの子の将来のためです。そういう意味で愛甲さんが障害のある方に取るスタンスは、保護者の方と基本は同じだなあ、というのが、この本の企画を立てた理由のひとつなのです。

さて、そうやって愛甲さんは、大学院生の頃からすでに療育のお仕事を始めていらっしゃいましたね。

非常勤で児童相談所の心理士をしていました。療育手帳（知的障害者手帳）のための判定などの仕事ですね。ところが、例の檀家のお子さんのご家族が療育手帳を取得しないというのです。どうしてですか？とききました。そうしたら、障害者のレッテルを貼られることに抵抗がある、と。それと、うちはお金には不自由していない、と。こういうのは、どうしたらいいのだろうと悩みました。

そのときに学んだのは、児童相談所のやっている仕事がすべての方々の幸せに結びつくかというと、そうではない場合もあるんだ、ということです。

そこで修士論文は、家族支援をテーマにしました。五百家族にニーズ調査をしました。障害種も、知的障害、肢体不自由、学習障害、ダウン症、自閉症と様々です。

そしてわかったのは、家族それぞれでニーズが本当に違うということです。

どういうニーズのずれがありましたか？　その檀家さんとは逆に、手帳や年金がほしいお家もあるでしょう。

ありますそれに、両親とも働いていたりすると送迎サービスがほしい人もいますし、介護を抱えているお家だと、お掃除とか買い物サービスが必要です。ニーズは多様です。お金だけほしい人もいるし、中には重い方がいい人も。

でも重くするのは無理ですよね？

無理ですね。あと家庭教師のニーズがありました。

勉強を教えてほしいというニーズですか？

はい。あと遊びのニーズ。遊んでほしいというニーズ。

それをすべて療育の場で満たそうとするのですか？

療育の場で満たすというよりも、民間の支援サービスであったり、学生さんのアルバイトやボランティアに期待されているようでした。あときょうだいの世話をしてほしいというのもありました。ここで、一口に支援と言っても置かれている状況によって必要とされるものは違うのだ、というのを実感しました。

置かれている状況も、ニーズも様々なら、「治る」という言葉だっていろいろな意味があって当たり前ですね。

その通りですね。

そして愛甲さんは、どのように多様なニーズに寄り添おうとなさったのですか？

院を出ましたが、どうしたらいいかわからなかったです。けれどもとにかく目の前のことをそのまま一生懸命やっていたら今に至りました。

研究テーマもその都度変わっていきました。でもいつも、当事者の方やご家族が生き生きと元気に生活できるようにしていくということを目標に仕事に取り組んできました。幸せのかたちは、さまざまですけど。

神田橋先生のおっしゃるように、人類みな発達障害です。当然私自身にもデコボコがあります。だから、自分自身を救うようなつもりで仕事に取り組んできたと言えるのかもしれません。

そうそう。花風社を知ったのは当事者の本を出していたからです。当事者の声が届くこと、当事者の声をきちんと聞いて理解していくことで世界は変わっていくと思いました。ニーズ調査で明らかになった当事者の方たちの声が花風社の本からも発信されていたのです。

愛甲さんご自身、「言葉を出してください」と言われて、出しましょう、と思って、そのまま大学院に素直に行ってしまうような方ですから、律儀なタイプの発達障害の方には強くシンパシーをお感じになるのかもしれませんね。

セラピストの方にもいろいろなタイプの方がいらっしゃると思うのですが、私から見ると愛甲さんは、内側に入り込んで解決していくタイプのセラピストの方に映ります。そして、脳みそをラクにすることで、かかわる方の生活の質を上げていっているセラピストの方に思えます。しかも重い重複障害の方とかかわることもあれば、知的に高い方の支援にも当たられて、それぞれに応じたセラピーを行っていらっしゃいます。

次章では、その現場のお話を聞かせていただければと思います。

第2章

脳みそラクラクセラピーの現場から

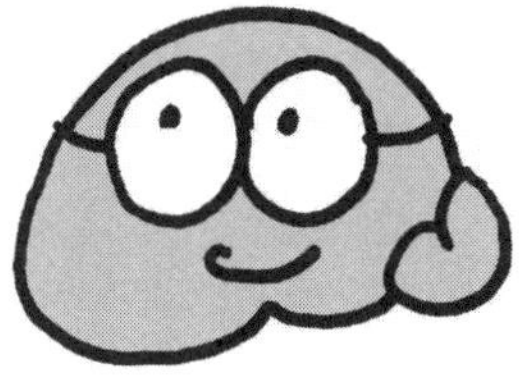

重度障害の方たちとのかかわり

浅見 今まで愛甲さんは、数々の現場に関わられたと思うのですが、まずはかなり重い方とのかかわりについてお話いただきたいと思います。

愛甲 実は私、支援に入っていた自閉症の人に噛まれたことがあります。私だけではなく、周囲の人はだいたい噛まれていたんですけど。でもこの方が、すっかり人を噛まなくなりました。盲聾唖で知的障害があり、自閉症もあった女性です。この方とかかわった記録を論文にまとめ『心に沁みる心理学』（川島書店、共著）という本に載せました。

浅見 盲で聾で言葉がなく知的障害の伴う自閉症。私は素人ですから、もしそういう方が今目の前に現れたらどのように接したらいいかわからないと思います。

愛甲 支援者であっても同じです。どのように接したらいいかわからないのですね。私が非常勤で言語聴覚士として勤めた大規模施設で出会いました。

出会った当時は三十九歳でした。幼少期にその施設に来て、思春期に人に噛みつき始めて、それからずっと人を噛み続けてきました。入院歴もあります。自傷行為で両眼も失明しました。頭突きが頻繁で、おでこ・みけんが盛り上がっている状態でした。骨折もあって、施設の人にも気づかれなかったのでそのまま変なかたちでくっついてしまっていました。

まだまだ知識のない時代で、職員さんたちもそのくらい重い方にどのようにかかわっていいかわからなかったのかもしれませんね。

そうですね。その方の自傷行為はそれはそれはすさまじいものでした。私自身は非常勤だったので、かかわる必要はなかったのです。そう言われていました。職員さんたちも噛みつかれていたので、非常勤である私に何かあるといけないと思ったのでしょう。

でも私は、たいしたことはできないかもしれないけどかかわりたいと思ったのです。

そこでまず、寮に行って生活の様子を見ました。そして、何かあったら困るからかかわるなと言われながら、クビになる覚悟でかかわることに決めました。

小さいときに家族が抱えきれなくて入って、そのまま一生いるような施設ですか？

そういう方もいますし、成人になってから入所される方もいます。なんでも中にある、いわば特別支援社会です。医療ケアももちろんあります。その方――仮にK子さんとしますが――も、もちろん医療ケアも受けていました。私は医師ではないので薬のことはわかりませんが、両手にのらないくらいいっぱい薬をのんでいました。
　私はできれば、医療と連携しながら支援をしていきたいと思っていたので、精神科のお医者さんにお願いに行きました。前任の主治医は私の話をまったく聞いてくれませんでしたが、その方が運よく辞められて、次の主治医は、ちょうど赴任されたばかりの新しい方で、協力的だったのがありがたかったです。

週一回くらいかかわられたのですか？

毎週行きました。でも本当に何をやったらいいかわかりませんでした。裸で待っていたりするのです。お風呂が大好きで、風呂の準備が整うと、匂いで察知されていたのだと思いますが、扉を壊れるくらい強く叩いていました。
　それでも私には自信がありました。自分は噛みつかれないだろうという自信がありました。それまで小さな子ともかかわってきましたが、かなり荒れている子でもなついてくれる経験が多かったので。

ところがある天気が思わしくない日、散歩に行こうと思って外に出たら強風だったので、やめたんですね。そうしたらK子さんは怒ってしまって、歯をむき出しにしてきて。がぶっと噛まれました。すごい力で、全然離れないんです。仕方なく鼻をつまむと、ようやく口をあけてくれました。噛みあとは骨まで達していました。

うわ。

すぐに消毒して病院に行って、何に噛まれたのですかと聞かれたので人間に噛まれたと言ったらお医者様に驚かれました。

それは驚かれるでしょうね。

そのあとさすがに、自信喪失しました。トラウマになりそうでした。でもどうやってかかわっていったらいいか、考え直すよい機会をもらったと思います。

そして、二週間くらい離れてみました。その間、K子さんの行動を観察していました。K子さんの行動観察ができたおかげでいろいろなことに気づくことができました。その結果、またかかわっていこうと決心したのです。

まずは、チームで会議を開くことにしました。K子さんにかかわる寮職員、お医者さん、看護師さんなど皆さんに集まっていただいたのです。私がコーディネータを務めました。

集まって話し合った際に、お医者さんはお医者さんで凶暴さにどうしたらよいかわからず途方にくれていたことを知りました。そこでまず様子を見ながら、両手いっぱいのんでいる薬を丁寧に抜くところから始めました。食欲にムラがあってそれも問題だったんですけど、看護師さんが栄養面を管理してくれると言ってくれました。皆さんのご協力が得られることがわかって、私の中にもやる気がよみがえってきました。

愛甲さんはどのようなかかわりを実践されていたのですか？

私がやったのは散歩とか、だっことかです。

愛甲さんはかなり小柄な方だと思いますが、だっこされたのですか？

はい。自分より重かったのですが、だっこをすると何かが変わりそうな予感がしたので、ベンチに座ってだっこをしました。あとは四人乗りのブランコに二人で乗って一緒に風に吹かれたり、水遊びしたり。お花や野草を手で触ったり、匂いをかいだり、摘んだり。香りとか感触とかを二人で味わうような時間を持ちました。

そうかあ。盲で聾の方だと、味わえる感覚として残っているのは香りとか感触とかですね。

行動面から見ても、かなり感覚過敏のきつい方だったので。近くにあるものが気にくわないだけでばーんと叩いたり。

まあ、そのようなかかわりをしているうちに噛みつかなくなったんです。

あるとき気がついて見ると、一ヶ月誰にも噛みつかない月が出てきたんです。それまではそんなことなかったんですけど。

お薬も、ドクターが慎重に減らしていきました。問題行動がなくなれば減らせる薬もあります。そうやって、一年後には寝る前の薬だけになりました。自傷行為もほとんどなくなって、頭突きもなくなったのでおでこも平らになってきれいになっていきました。

なぜ問題行動が治まっていくのか？

どうしてなんでしょう？　散歩とかだっことかお花を見たりかいだりとか、それでなぜ問題行動が治まるのでしょう？

最近は、自分の中で整理できたことで、強度行動障害の治療についての方針がある程度立てられるようになりましたが、当時は、なぜ強度行動障害が治ったのか、不思議でたまりませんでした。

ただ、岩永竜一郎先生が実践されている感覚運動アプローチと出会って、私がK子さんとやってきたこととぴったり一致しているなあと思いました。

目が見えなくて、耳が聞こえなくて、感覚が鋭い方です。そういうアプローチしかありませんでした。

それだけの障害が重複している方の内面世界は、ちょっと想像がつかないです。目が見えない、耳が聞こえない、そして感覚過敏とは。

私もわかりませんでした。そういう方の内面世界は。だから体験しようとしました。浅見さんもやってみることはできますよ。

そうですか。

試しにやってみましょう。では、一分間目をつぶってください。

――一分経過――

目を開けてください。どうでしたか。

えーと、目をつぶっているとですね、音が聞こえます。ふだん気がつかない音が。

そうですか。じゃあ今度は目をつぶって耳をふさいでください。一分間。

──一分経過──

はい、じゃあ目を開けてください。どうでしたかね。結構怖いのでは？　孤独な世界でしょ。

ていうか、目が見えなくて耳が聞こえなくて言葉がないと、人とかかわるのにやっぱり、噛みつくしかないと思いました。もし自閉症の人によくいるように固有受容覚（編注：身体のありかを伝える筋肉などの動きの感覚）にバグがある方だったら、手足があることも思い出しにくいですし。

自閉症の方にはしばしばそういう現象があると、私たちは高機能の人の発言を聞いて学んできました。『自閉っ子、こういう風にできてます！』ではニキさんと藤家さんが「コタツに入ると脚がなくなる」というエピソードを紹介してくれましたが、お二人にはまだ視力がありますから、布団をめくって脚の位置を確認すると立てました。でもＫ子さんの場合には、視力まで障害されています。だとしたら、他人を確かめる術が噛みつくしか方法がないのかなと思いました。

だから手足があるということを散歩やだっこで思い出すと、そしてそこに心地よい刺激を入れてもらうと、ああ、噛まなくてもそうやって人とかかわることができるんだ、とわかると思いました。

だからK子さんはきっと、誰かとかかわりをもちたい気持ちは持っていらしたのだなと思いました。誰かとかかわりたい気持ちが噛むという行為に結びついていたんだろうなと思いました。

なるほど、そうですね。ありがとうございます。まあそんなことでいい流れがあったようで、行動障害が治ったんです。

どうしてセラピーの時間の過ごし方を散歩とかにしようと思われたんですか？

言葉がなくて症状が重い方には、感覚を通した関わり合いしか思いつかなかったからです。それに、私は散歩が好きだし。

わはは。愛甲さんって、いつもそんな感じですよね。「○○療法で行こう！」などと力まずにその方の様子を見てセラピーの方法を選ばれる。で、なんか治ってしまったわ～とおっしゃる。愛甲さんのセラピーは肩に力が入ったところがなく、それでいて効果を上げていらっしゃる。そういうイメージがあります。

かたや絶対治らない、という主張の方もいますが、愛甲さんが実践されているように一緒に散歩したりという何気ない活動を通じて結果的に心身健康になっていく方とかも実は多いのではないかと思います。そしてそういうことに気づいて実践しているセラピストの方も、愛甲さんおひとりじゃなくて、きっと療育・支援の世界のあちこちにいらっしゃると思うんですけどね。

心理療法にしても、私自身が苦手なものであれば、相手もきっといやな感じかなというのはあるので、私がいきいきと、というか楽しくできることしかやってないですね。

なるほど。でもそれは、親御さんが家でなさる療育も同じかもしれません。一緒に楽しめるもののほうが効果が高そうですね。

知的障害のある人が知的に発達していくとき

では次に、知的障害の方が知的に伸びていく例をお話しますね。知的障害は治らないというのが一般常識かもしれませんが、『発達障害は治りますか？』の中でもお話ししているように、実は知的障害の人もかなり知的に発達していきます。

ある知的障害者施設で、一年間だけクッキング活動をやっていました。二人の利用者の方と。

施設病と言われてしまえばおしまいですが、一人の方は二十代からそこで暮らしていて、すでに五十代でした。

三十年そこに暮らしていたわけですね。重い方だったのですか？

字は読めない方でした。それまでずっと人々の陰に隠れて静かに暮らしてこられた方だったので、クッキング活動を通じて選んだり決めたりする力を養ってもらうことにしました。施設でクッキング活動を行う場合ですが、普通は一緒に料理をして食べるだけでした。でも私は施設で禁止されていることばかりやっていました。

たとえば？

何を食べたいかきいて、買い物に出かけて、お料理をします。どこで食べたいかもきいて、海で食べたりしました。公園まで行ったり。

ああ、なるほど。そうやって「選択する」機会を意図的に増やしたのですね。

はい。最初は本当に選べないんですね。あるとき作るのを省略して何かおいしいものを食べましょうとデパ地下に行きましたが、二人とも絶対選べないんです。そういう機会には、最初のうち私が決めていました。でもそのうちだんだん自己主張ができるようになっていきました。

おお。

一人の男性のほうは、吃音があって、ほとんどしゃべらなかったんですけど、帰ると寮職員に外で何をしてきたか、一生懸命伝えるようになったそうです。何を言ってたかわかんないけどしゃべってたよ、と職員に言われました。
「グッドイナフ人物画テスト」という人物画を描いてもらって知的水準を読み取る方法があるんですけど、最初は六歳だったのが、一年半で八歳五ヶ月まで上がりました。二歳五ヶ月上がったんです。ＩＴＰＡという言語発達検査でも、二、三歳数値が上がりました。そしてクッキング活動を始めてから一年後、吃音が大分よくなって言葉が聞き取れるようになり、自分の気持ちを積極的に表現できるようになりました。
やがてその人は絵でひとり暮らしをしたいと伝えるようになりました。それが今は実現しています。世話人がいるアパートに暮らしながら作業所に通っています。

素晴らしいですね。

知的障害でも、その人それぞれの特性があります。重くても、伸びる部分が必ずあります。好奇心が刺激されて、生きがいが持てるようになると、日常生活の中で選んで決める力が育っていくので、人生の質が変わっていくようです。

知的に伸びるって、勉強ができるようになるとかそういうのではなくて、生活の質がよくなっていくわけですね。

今のお話で思い出したんですけど、アスペルガー当事者の藤家寛子さんも、最初出会ったころは外食の場で食べるものを全然選べなかったんです。それが不思議でした。味覚も過敏だから、カレーも苦手なのにカレーを選んだり。それは別に、好きで選んでいるんじゃなかったんです。あとでわかったんですけど、運動の障害が強い人だから、体調によってはお箸を使うのが重労働で、スプーンで食べてマナー違反にならないカレーを選んでいたんですね。極端に食べない方だったし、ゆえに自分の食の好き嫌いもわかっていませんでしたね。

それが自閉症の支援を受けるようになってから、回転寿司に行けるようになったときいてもうびっくりです。私にしてみたら信じられませんよ。回ってきたもののなかから自分の好きなもの選ぶなんて。今では十貫食べることもあるそうです。

知的に高い方でも選択ってとっても大変なんだな、と彼女を見ていてよく思いました。ところで長沼睦雄先生が『活かそう！　発達障害脳』の中で「出力依存性原理」ということを書かれています。アウトプットしていたら脳は使われて、発達していくそうです。

だから脳は使わないといけないんだそうです。そして「選択する」のも、脳を使っているということですよね。

でも考えてみたら施設の中って、選択の機会がないですね。ご飯も出てくるし。選択のない施設の生活そのものが、脳を退化させてしまうという面がもしかしたらあるのかもしれません。その点クッキング活動とか、いくらでも選択の機会を設ける活動に結びつけられると思います。たとえば、カレーに何入れる？　じゃがいも？　にんじん？　とか考えても脳みそ使うかも。

そう。そういう活動を通じて使われていなかった脳のある部分が使われるんですよね。今は施設もだいぶ変わって、普段の食事も選択食になったところもあるようですが、せいぜいそれくらいです。クッキング活動はそれよりも選んだり決めたりする機会が多く設けられます。

そして、当時、ひとり暮らしを言い出すこと自体がタブー視されていました。絵で気持ちを伝えるという活動を通じて、それを言える場所があったのもよかったと思います。

なるほど。とんでもないと思われそうな望みでも、言える場所があるというのも大事なことなんですね。

知的障害があって多動な人とのセラピーの現場

知的障害があって多動な方とは、たとえば何をやっているんですか？

家でチラシを集めておくんです。

チラシ？

それを施設に持って行って、食べ物などの写真を切って貼ってコラージュにしたり。コラージュとはフランス語で糊付けするという意味で、雑誌などから気に入った絵や写真を切り抜いて糊付けしていって作品を作る技法です。すごく楽しんでやってくれます。そうすると、重いと思われている人が変わっていきます。

なんでコラージュ？

おもしろそうだし、一緒に楽しめそうだから。

わはは。で、なんとなくチラシ集めたのですか？

そうですね。何かの役に立つだろうといった感じです。なんにも興味がない人でも食べ物って結構興味ありますよね。

なるほど。私はあるとき百円ショップを歩いていて、毛糸を見て、なんとなく編み物をやりたくなったんですね、数十年ぶりに。こういう自分のカンは大事にした方がいいので、編み物をしてみたらすっきりしました。そこで考えたのは、手を動かすといいのかも、と。だから実益を兼ねて、野菜を午前中に調理しておくことにしました。そうすると仕事にも活性化した脳みそで取り組めるので。

手を使ったのもよかったと思います。施設では織物をよくやっていますよね。織物は手先を使う仕事であるし、単調な心地よいリズムを持っています。そしてできあがっていく途中経過を目で確認できるので、生きがいにもなります。そういうのでけっこう幸せな気持ちになっていくんでしょうね。

なるほど。手の動きと織物ができていくという視覚情報がつながりますし、自分の力で作っていっているという実感も持てますね。

ところで愛甲さん、最初からコラージュやろうと思ってチラシ集めていたわけではないですよね？

何かに使えるのではないかと。

そういう無意識のうちに選んでるものって結構いいですよね。長沼先生が『活かそう！発達障害脳』の中で触れている「無意識の潜在力」って仕事に大事ですね。

最初はその方、セッションのときも動き回っていたんですよ。でも今は落ち着いていますね。そして、日常場面でも安定してきたそうです。

楽しい時間を過ごすっていうのは、大事なんですね。自分の力で何か作った達成感があるとなお、生活に張りができるし。

ただ、こうやって様々な方と接していくと、私が一番はじめに出会った男の子が、本当に重かったことがわかってきました。ひたすら単調に棒でトントン音をたてていたりとか、表情もほとんど変わらないし、言葉ももちろんありません。その子の場合、コミュニケーションには実物を使っていましたね。カードは全く興味なくて。実物だと、自分から手を伸ばしてきて、触ったり匂いをかいだりと、結構興味もっていました。

そういうお子さんが棒で単調な音を立て続けるのはどうしてですか？

単調な音や動きは、安心できる環境を作り出すからです。子宮内を考えるとわかりますが、温度が一定していて単調な音や振動が繰り返されている世界です。変化の多い現実世界から意識を切り離す意味からも、単調なリズムが必要なのでしょう。そこに集中していれば、余計なことに神経を煩わされなくてすみますし。

ふーん。

変わらないリズム、音。そして身体的な感覚でそれがわかりますよね。

自分で音を立てているから。

そう。安定剤だと思います。

なるほど。それは知っておくと、周囲も奇異に思わずにすむかもしれません。貴重な情報です。

「○○療法に効果はありますか？」という設問のむなしさ

絵で気持ちを伝える、という話が出ましたが、素人っぽいききかたで申し訳ないんですけど、芸術療法って効果あるんですか？　絵画療法とか、愛甲さんもずいぶん取り入れられていますよね。

セラピストが、何々療法に効果があると勧めるとき、セラピストもそう信じているし家族もそうとらえますよね。でもそういうのってだいたい失敗すると思います。

なぜですか？

どうしてかっていうと、何々療法という枠の中にその人を入れ込むことになってしまうからです。何々のために描く絵って魅力がないでしょう。

たとえば？

たとえば独裁国の指導者のプロパガンダ用の絵を見て感動することはないですよね。あれは何かのために描いている。そういうものって治療にはまったくならないんです。

なるほど。

そうではなく、自分を表現しようとするとき、その人の中のマイナスの感情やプラスの感情が刺激されます。音楽・絵・踊りなど何でもよいのですが、優れた芸術家は我々に感動を与えます。そしてそれはご本人にとっての自己表現となっています。

私は安心・安全な空間で生き生きとした時間を過ごせるようにセラピーの時間を使っているような気がします。その中でどういうかたちであれ、その人らしさが表現してもらえるとうれしいんです。

人物像を描いてもらっても、最初人間のかたちが描けなかったのが、だんだん全体像が描けるようになって、脚まで描けるようになると、自然と行動障害がなくなっていったりします。全体的な身体の感覚がつかめていけば、自分を上手に制御できるようになるのかもしれないと考えています。

そういうアート活動は、アウトレット（はけ口）なのですか？　もやもやしたエネルギーみたいなののアウトレット。

言葉にならないもやもやしたエネルギーが身体を通して目に見える形になっていくことで、己の感覚を刺激して眠っていた感情の芽を開かせていくような感じがします。

芸術療法って一般的に、愛甲さんがやらなくても、効果あるんですか？

もちろん私でなくても効果があります。合う人には合います。一人でやっても効果ある人は効果あるし、芸術が嫌いな人は合わないし。

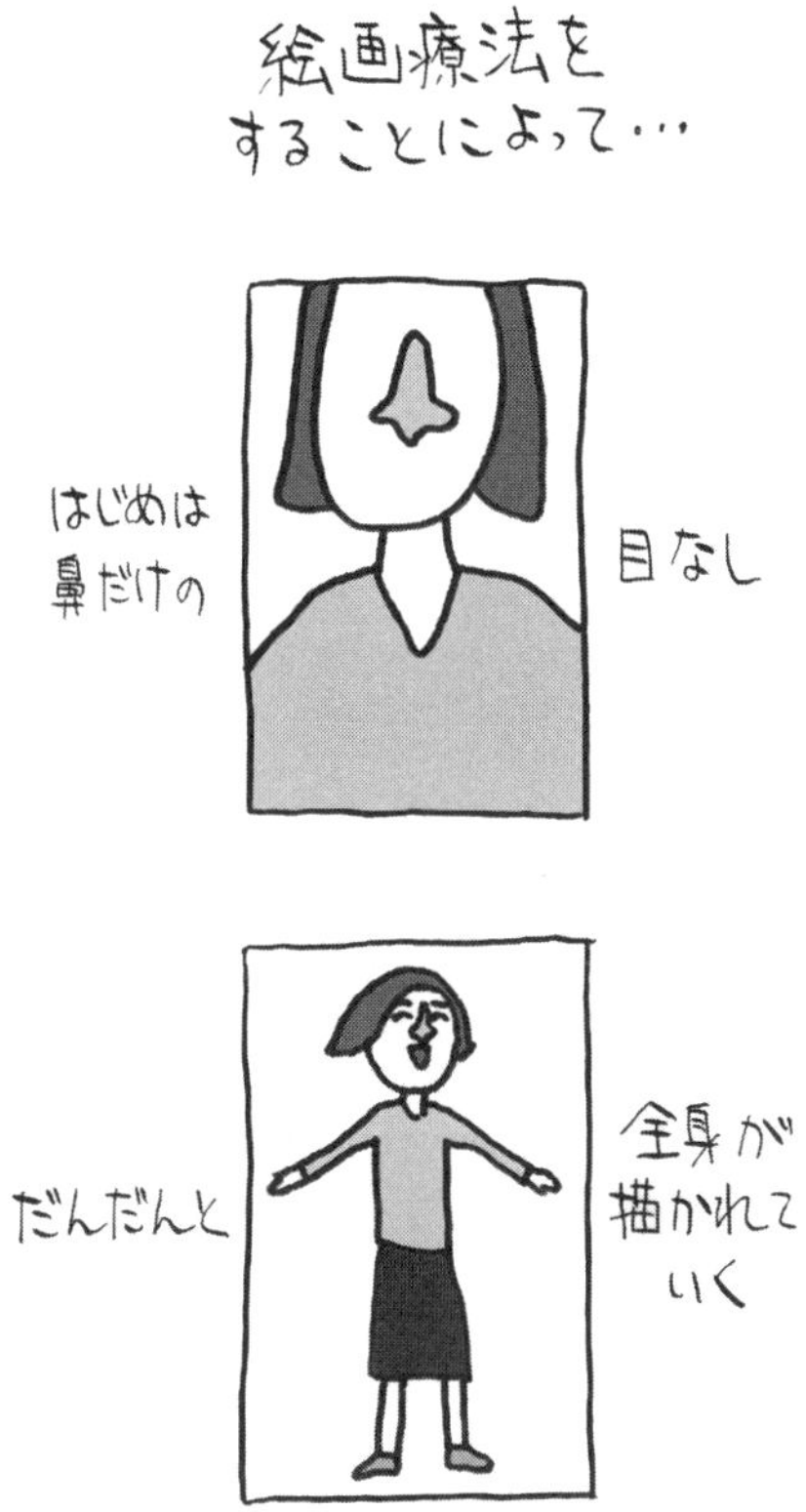
絵画療法を
することによって…
はじめは
鼻だけの
目なし
だんだんと
全身が
描かれて
いく

そらそうだ。

そういうのに表現がフィットする人には確実に効果があります。

ふーん。

中学生の女の子で、乖離があった方もいました。絵を描くのが好きだったので、描画療法とコラージュ療法をやりました。それをやっていたらそのうち乖離がなくなって、お友だちがいなかったのが、二人できました。

勉強も最下位からトップクラスになりました。乖離して意識を飛ばしていたため、授業中、話を聞いていなかったんです。授業を聞けるようになったら、実はできる生徒さんだったんですね。

中三からは、受験勉強に力を入れたいという本人の希望で、芸術療法はやめて、言葉による心理療法と勉強を一緒にやる時間に切り替えました。

その方には、最初は芸術療法が、そして安定してくるとお勉強を教わる時間が効果的だったのでしょうね。

それぞれの方に、安定する活動が見つかるといいですね。人によっては踊りだったりするかもしれません。そういう活動を通じて自己表現できたら、眠っている感情が呼び起こされるんですね。安心するのかもしれません。

絵画で安定する人もいれば、音楽で安定する人もいるのでしょうね。感性が解き放たれていって。

はい。それから、どういう療法を使うかについては、できるだけカスタムメイドするようにしています。私は高等教育の場でも心理士をやっていますが、症状が軽い人であれば、認知行動療法や言葉によるカウンセリングだけで十分効果が上がります。
けれども発達デコボコがあって二次障害の症状が重く出ている学生さんの場合には、生活リズムを整えることから始めて、発達障害専門の精神科医の力を借りることにしています。心理療法としては、症状が軽ければ○○療法といったシンプルな療法で治っていきますが、症状が重い人の場合は、生活全体を視野に入れたカスタムメイド的な関わりを持つようこころがけています。
心理療法の場で安心を確保することは絶対に必要なので、その方が不安を感じるようであれば、安心できない療法は行いません。
小さいお子さんなら、絵本の読み聞かせもいいし。

なぜ本の読み聞かせがいいのですか？

読み聞かせることによって、文字が音声になります。音声は身体と直結しているので、声の音質や抑揚や雰囲気が物語と一緒になって記憶されます。絵本の読み聞かせは、大人と子どもが安心・安全を共有し合う上での身体感覚を通した情動的交流であり、関係性の土台づくりになるんです。

なるほど、身体の感覚を通した情動の通い合いなのですね。そして愛甲さんは、『自閉っ子のための道徳入門』でもこう語っていらっしゃいますね。

ひとり遊びを信頼できる人と二人でコミュニケーションを取りながら行っていると、ひとり遊びがふたり遊びに変わっていきます。ひとり遊びは一方通行ですが、ふたり遊びは双方向のやりとりです。

（『自閉っ子のための道徳入門』一九三ページ）

自閉症のお子さんなど、ひとり遊びを好む傾向がたしかにあると思うのですが、それをふたり遊びに変えていくことを愛甲さんは推奨していらっしゃいます。読み聞かせも「ふたり遊び」なのですね。

そうです。それほど抵抗なくできるふたり遊びです。音楽を一緒に聴くというのもそうでしょう。私はカウンセリングの場で、好きなCDを持ってきてもらってそれを二人で聴くこともよくあります。

ただし、どうしてもひとりで聴きたい人もいますので、そういう方に無理強いはしません。自然なかたちでふたり遊びに移行できるものを見つけるといいと思います。そうすると、言葉のない方とでもコミュニケーションが成り立っていきます。

先ほどお話しした盲聾唖の方とも、半年くらいあとに「一本橋こちょこちょ」ができるようになりました。こちらもやりますし、あちらからも返してくれます。それが感激でした。

本当ですね。それだけコミュニケーションの手段を物理的に障害されている方にも、コミュニケーションの手段は残されていて、残された感覚を使ってK子さんは、自分と他人の存在、その間にたしかに交流が可能なことを発見されたのですね。そうすると、精神的にも安定されて。

はい。人に噛みついていたときには当然一人部屋でしたが、今は二人部屋にいらっしゃいます。薬はついにゼロになりました。先日久しぶりにその施設を訪れたら覚えていてくれました。一緒に散歩しました。

盲で聾で知的障害があっても、長年会わなかった愛甲さんを愛甲さんと識別し、楽しい時間を過ごした相手だとわかったのですね。人間の持っている能力って素晴らしいと思います。

知的に高い人への支援　まず体質を見極める

一方で大変頭のよいタイプの発達障害の方の支援にも入っています。そのときには神田橋先生の受け売りで、双極性障害の体質を持っているかどうかには気をつけるようにしています。

『発達障害は治りますか？』に書いてあるとおり、うつと診断されている方の中にも相当数双極性の体質を持つ方が入っていて、その方たちにうつの治療をするとかえって逆効果のこともあるとか。カウンセリングの場でもそれは同じなのですね。

はい。実際にそういう学生さんに結構出会います。そしてそういう方には精神分析のように自分を掘り下げるような作業はしません。相手も嫌がりますし。そこで、そういう学生さんに何をしているかというと、一緒に勉強をしたりすることが多いですね。

え？　一緒に勉強？　心理療法その他の○○療法ではなくて？

二人で勉強し合うだけで、結構よくなっていきます。休学中の方でも、毎週、時間を決めて一緒に勉強をしていると、やがて復学につながったり。

不思議なものですね。

体質をどう見分けようとしているか

愛甲さんは、医師じゃないからうつ・双極性障害などの診断はできないと思うんですけど、その方の体質はどうやって見分けていますか？　やはり『発達障害は治りますか？』の中で、神田橋先生が教えてくださったようにですか？

そうです。結構わかりますよ。うつ病のタイプの方はまじめで有能。村八分になったら死んじゃうような感じ。一方で双極性のタイプの方は一人でも大丈夫。内面を掘り下げて分析するよりは、社会の中で役立つことで健康になっていきますね。

あの分け方はすごくわかりやすかったです。それで、双極性の体質が強いと思ったら精神分析のような心理療法よりお勉強を選ばれるのですね。お勉強で相互交流が生まれるし、お勉強ができるようになったらセルフエスティームが上がります。

神田橋先生に習ったとおり、双極性の人に精神分析のような掘り下げはやりません。

やってしまって自分を掘り下げると状態が悪くなりますから。やるのなら外側からのアプローチがいいですね。認知行動療法とか。目標を掲げてそれを目指したり。

私は素人的に、神田橋先生のおっしゃっている双極性の体質とうつの体質の違いについてこうとらえています。

▼メンタルな不調がうつ系のものか双極性障害系のものか見分けるのは大事。
▼双極性系の人がうつの治療を受け、自分探しみたいなことをやってしまうと、悪化する。

そうなんです。だから発達障害向けのSST（Social Skills Trainingの略＝社会的スキル訓練）の時間も、いろいろな活動をします。浅見さんにも参加していただいたことがありますね。

SSTといっても、シミュレーションのような会話の練習ではなく、「活動」をします。参加者でメニューを決めて、買い物に行って、お料理したりします。浅見さんの提案で野菜炒めを作ったこともありましたね。あそこで野菜炒めを覚えた学生さんが、お母さんが寝込んだときに作ってあげて喜ばれたそうです。それしか作ったことないし作れないんですけど、役には立ったみたいです。

それからもちろん、みんなでディスカッションもしたりします。自己紹介したり、何に困っているか話し合ったり。

ああ、なんとなく集まって話す場を設けただけで、参加者がみんな就職しちゃったっていう支援の話も聞いたことあります。まあ当事者オンリーではなく、支援者もそばで見ていたみたいですけど。

この前参加させていただいた集まりもそんな感じでしたけど、社会性を養うっていろいろ方法があるのは考えてみたら当たり前ですね。社会って複雑系なんだから。逆に、標準的なやり方にこだわっていてもあまり効果がないのかもしれません。いずれにせよ「支援者の得意な方法がこれだから」で決められるとキツイかもしれません。主体は当事者だから。愛甲さんはその点、当事者に合わせて必要なものをその都度提供し、しかもセラピストと楽しく過ごせる時間にしているんだな、と思います。正直、その分セラピストはお勉強が大変なんだろうなあと思いますが。

〈まとめ〉脳みそラクラクセラピーの現場で起きていること

愛甲さんのセラピーなんですけど、何か不思議なことなさるんだなあ、なのに効果があるって……何が目的なんだろう、と思って考えてみたんです。そうしたら、とにかく「対象の方といい時間を過ごす」ことを目的としているように見えてきたんですね。

自分ではあまり意識していませんが、そうなっているかもしれません。

障害のないお子さんだったら、親子や友だちとさりげなく楽しく過ごせる時間っていうのがありそうなものですが、そういう時間がなかなか持てない。そういう子が誰かといい時間を過ごしたときに、とってもよくなったのかなと思います。とにかく、クライエントの方と愛甲さんの両方が楽しく過ごしていますよね。

本当に言葉もなくて表情もなかった最重度と言われてやってきた知的障害がある自閉症の人でも、今、パソコンで日記書いたりしています。そうすると、表情が出てきました。最近では私の姿見ると手を振ってくれたりします。まさか文字が読めると思わなかったんですけど、今はセラピーの時間を楽しみにしてくれています。そうなると、変わっていきます。知的障害の重い成人の方ともグループで接していますが、どんどん変わっていきます。私にとっても、結構楽しみな時間なんです。

つまり、知的障害のない方も、心理療法みたいなので自分探しとかいってぐいぐい問い詰められるよりは楽しい時間を過ごしたほうがいいということですか？

そうですね。自分探しを目的として来られている方とは哲学の話をしたりしますが、それと日常生活での体験を合わせることで、丈夫になっていかれます。哲学は言語体力を必要としていますので、悩みを言葉に変えることが可能です。心理学は身体や感情をも含みますので、哲学と心理学を合わせることで、現実世界に立ち向かう力が湧いてくるみたいです。

それから、知的障害のある方たちも皆さん違います。絵だとわかる人もいるし、実物じゃないとわからない人もいます。文字がわかる人もいます。だからグループづくりをする場合は、慎重に相性がよい人たち同士、時間の共有できる人同士を合わせるように心がけています。
一対一で時間を持つこともあります。ピアノを一緒に弾いたり。

どうしてこの人にはピアノで行こう、とか決めるんですか？

なんかピアノを私が一回弾いたら、すごく表情がよかったので。もしかしたら好きかなと思って。

じゃあ表情を見ているんですか？

雰囲気を見てますね。

でもどうして愛甲さんはそもそもピアノを弾こうと思ったんですか？

ピアノがあったから。

わはははは！

私がその方のすぐ隣に座って、その方の人差し指を持って一緒にピアノを弾きますが、結構それが気に入ったようでした。

対象の方の好奇心がどこにあるかをよく見る。そして一緒に楽しい時間を過ごし、「障害者としての生活」ではなかなか得られない「選択する機会」「ともに楽しめる機会」を増やす。そういう支援の時間がたまにあるだけで、これだけ生活の質が変わっていくのに驚きました。日常的におうちでそういう時間を持てればなおさらでしょうね。

ぜひ読者の皆様に、日々の生活のヒントにしていただきたいと思います。

第3章

「過敏体質」＋「こびりつき脳」という体質への配慮を発達につなげる

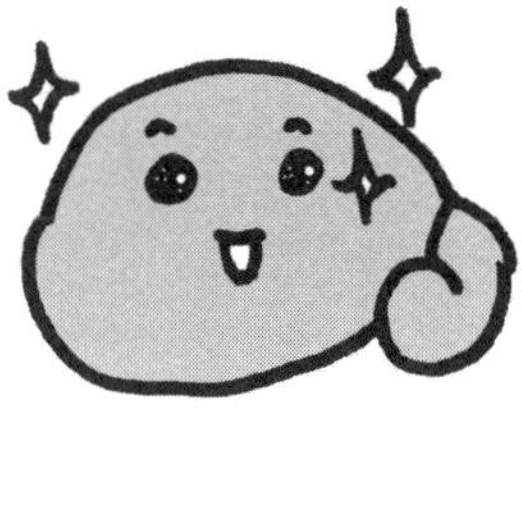

「過敏体質」＋「こびりつき脳」への対処法の基本

浅見 愛甲さんは『自閉っ子のための道徳入門』の中でこう語っていらっしゃいますね。

自閉っ子は、「過敏体質＋こびりつき脳」の持ち主なので、納得できないと規範が守れません。

これ、痛感します。とっても上手に自閉っ子の体質をとらえていらっしゃると思います。自閉っ子と社会が折り合うためには、約束ごとを納得してもらうことが、とても大事なのですね。

愛甲 でも納得してもらうのは難しいですね。

一回でいかないこともありますね。途中で反発を向けてくることもある。私は、そこで引いてはいけないと考えるようになりました。『自閉っ子は、必ず成長する』（花風社）

などの本を作ったときの服巻智子先生の成人当事者への接し方を見ていても、声はソフトだけれども絶対に正しいことは譲らないので、あれがプロの支援者なのかな、と思いました。愛甲さんはどうですか？

タイプが違うかもしれませんが、私はその人が納得できるやり方を探します。

でも、向こうが怒ったら？

引かないですね。絶対。でもこちら側は感情的にならない。怒らして申し訳ないくらいは言うかもしれませんが。どうしたら理解してもらえるかとその人に聞いて教えてもらうことが多いように思います。絵を描いたり文字を書いたり、私自身の経験を語ったり、その人と通じ合えるように努力しますね。絶対に折れない。あきらめない。そして納得してもらいます。

なぜ「納得」がそれほど大事なのか、後で特別支援教育と絡めてさらに掘り下げたいと思います。

「なぜいつもびくびくしているのか?」を理解する

さて、愛甲さんのおっしゃる「発達障害=過敏体質+こびりつき脳」ですが、この場合の「過敏性」って身体の過敏性だけではないと私は理解しています。なんというか、いつも(こちらからは見えない理由で)びくびくしているというか。あれはなぜなのでしょう?

発達障害があるということは、親からの愛情がしっかりと注がれていても、愛着形成の遅れが生じやすいということです。それは子ども側に感覚過敏があったりすることで、お母さんの匂いが不快だったり、抱っこされるのが苦痛だったり、衣類が痛く感じられたりすることなどから、心地よさのやりとりであるはずの愛着関係が育ちづらいからです。一般的に、赤ちゃんには、自分を守ってくれて、お乳を与えてくれる、「大人」との庇護――依存関係が必要です。しかしながら、発達障害の子どもは、人生早期から自立しています。

自立? 逆かと思っていました。むしろ障害があるゆえに、いつまでも独り立ちできないというイメージがありました。

発達障害の人が「びくびく」しているように感じられるのは、誰にも頼れずにひとりで生きていかざるを得ないからです。

ああ、なるほど。頼れないのか。ご本人たちの立場に立ってみると。

愛着形成は対人関係の基本であるだけでなく、感情のコントロールの基盤でもあり、社会性の核となるものです。浅見さんがおっしゃるように、「びくびく」は身体の過敏性だけではなくて、生活世界すべてに対する過敏性です。でも、遅ればせながらでも、安心・安全な対象ができたり、泣いたり、笑ったりする感情が育っていけば、びくびく感はなくなっていきます。

なるほど。だからでしょうか。私は親子関係があまりうまくいかなかった成人発達障害の方でも、大人になっていいパートナーに出会ったり幸せな家庭を築くことで、愛着障害がなんというか癒やされていくような気がしています。これは当たっているでしょうか？

愛着というのは、一対一の関係です。それまでに愛着形成が上手にできなかった方であっても、いいパートナーと出会ったり幸せな家庭を築くことで、愛着形成が進んでいきます。ただし、ともすると相手に依存し過ぎる傾向があるので、ほどよい距離感がお互いにとれるように心がけていただくといいでしょう。人間の関係発達の土台が愛着ですので、その土台を補強する意味からも、いいパートナーとの出会いは大切ですね。

なぜ「こびりつく」のか？

こびりつき脳っていうのも、おお、たしかに、上手な表現だ！　と思いました。いろいろな記憶が脳にこびりついて大変そうだなあといつも思います。だったらセラピストとしては「こびりつきを取る」という発想をなさるのですか？　なんか違うんだろうなという気がするんですが。

セラピーを通じて「取る」というよりは、健康になっていけば「こびりつく必要がなくなる」という方が近いですね。発達デコボコの方は、記憶の仕方が違うのでこびりつきやすいんですよね。不安だからこびりつくし、どうでもいいものが脳にこびりつく。

ああ、不安だからこびりつくのか。それは見ていてわかります。じゃあ、どうでもいいものが脳にこびりつくのは、なぜですか？

定型発達の人は、特に意識しなくても、必要な情報と不必要な情報とを分けて、必要な情報だけを選択して処理していくことができます。しかし、発達障害の人の場合は、必要な情報も不必要な情報も同じように取り入れてしまい上手に処理することができません。

こびりつき脳は便秘脳です。便秘と同じように、全ての情報が溜まっていってしまうわけです。パソコンで情報を整理せずに保存している状態と考えてもよいかもしれません。ごちゃごちゃの情報をごちゃごちゃのままで保存しているわけですから、そのひとつでもなくなると全てがわからなくなる可能性があります。

データを整理して保存できるようにすれば、こびりつく必要はなくなります。

なるほど！　重要な情報とそうじゃない情報の見分けがつくようになれば、こびりつく必要がなくなるんだ。脳の便秘がラクになるわけですね。

春ウコンやビール酵母などで楽になる人がいて、こびりつきを取ると言われていますが、それは、脳みその苦しみを取るからだと神田橋先生はおっしゃっています。脳が楽に働くようになると、自分に必要な情報を選択できるようになるので、脳の余計な消費が抑えられて、心身が健康になっていきます。心身が健康になれば、脳の情報処理がうまくいくようになるので、こびりつきが改善していきます。

そうなんですね。「なんでそんなこと気にするの？」とか言いたいこともあるんですけど、そういう突っ込みを入れるより、とにかくご本人が健康になるのが近道なんですね。「つまんないことはスルーしなさいよ」とか周囲が言うより。

そうです。心身健康になるとこびりつきづらくなります。

過敏体質への配慮は発達援助のひとつ

過敏体質についてなんですけど、心の過敏体質はともかく、身体の過敏については、わりと物理的に配慮できると思うんです。身につけるものや環境に気をつけることで。配慮すべきですしね。それに反対する人はあまりいないと思います。

耳が聞こえない人には補聴器が、目が見えない人には点字が、足がない人には義足があります。

発達デコボコの人には一体どのような補助具があるとよいのでしょうか。

デコボコの優れたところを伸ばしていくのはもちろんですが、ボコ部分を補う補助具があれば、どんどん活用した方が健康にはいいはずです。その点、ニキさんの工夫術って、とてもいいヒントになります。

家庭内で靴下を一種類に限定していたり、食器洗い器などを活用したり……。タブレット端末やスマートフォンやパソコンなどの電子機器を上手に活用するのもよいと思います。周辺で使えそうなものがあれば、どんどん使っていくといいですね。聴覚過敏の人にはほどよく静かな環境が、視覚過敏の人には目にやさしい環境があるといいし。そうやって工夫して脳みそが楽になっていけば、人生が楽しく豊かになっていくはずです。

でも学校場面で、普通の教室で配慮してもらうのはまだ難しいところがあるかもしれません。だからたとえ知的に高くても、過敏性のあるお子さんは普通の学級だと刺激になりすぎるから、支援級に行った方がいいことも多いんですよね。

そうですね。支援級に行ったほうがいい人もいればそうじゃない人もいます。デコボコのかたちもそれぞれ違うし、二次障害が症状として表れているかどうかも違いますから。知的に高くても、通常学級にいることで刺激が多すぎて疲れやすくなって、学習がおろそかになってしまうこともあります。そういうお子さんの場合には、個別で学習を見てもらえる支援級のほうがいいですね。

余分な脳みそを使うなということですね。

消耗させてしまうので。

消耗しない環境で、脳みそに余裕を生み出す方がお勉強に回るということですね。

そう。それとそこで無理することで青年期に入って二次障害が重くなるんです。

思春期の壁

ああ、発達デコボコのお子さんは、小さい頃は屈託がなくても、思春期を乗り越えるのが大変そうですよね。

まず、十歳の壁に突き当たります。十歳の壁というのは、子どもが青年期（思春期）に入る頃、心身に大きな変化が生じることから名づけられています。登校渋りや不登校の他にいじめ問題が出現するのが小学四年生頃であることを考えるとわかりやすいと思います。対人関係に関する過敏症状や気分障害（うつ病や躁うつ病）など二次障害と呼ばれる症状が出てくるのもこの時期です。身体や人間関係の質が十歳を境に大きく変化することから十歳の壁という言葉ができました。そして、それらの症状に対して不適切な治療をされた結果、三次障害になる人もいます。

ああ、本当にそうですね。

そしてその思春期の壁を乗り越えるのに、人によっては支援級に在籍することがなぜ効果的なのですか？

たとえば、不登校や引きこもりという問題があります。A君とB君という二人のお子さんの話をしましょう。

A君もB君も知的に高いお子さんでしたが、支援級を選択したかどうかで、その後に大きな違いが出ました。当時、小学二年生のA君には多動傾向があって、担任が口頭で注意してもなかなか指示には従えませんでした。担任はその都度A君を叱責しましたが、パニックの数を増やしただけで改善はしませんでした。学校側は支援級を併用することを提案しましたが、A君の身内が「普通級だけでやってほしい」と反対したことから、A君が支援級に通うことはありませんでした。A君は四年生頃から不登校気味になり、中学入学後はほとんど学校に行けないまま卒業しました。

一方、B君ですが、小学一年生は普通級で過ごしましたが、二年生から支援級に移りました。集団行動が苦手なB君でしたが、支援級に入ってからは、あいさつやお手伝いが自分からできるようになって、社会性が育っていきました。それにいつのまにか身体のクニャクニャした感じがなくなり、大嫌いなマラソンも最後まで走れるようになるなど、苦手なことにもチャレンジできるようになっていきました。B君は、中学入学後は普通級に入り、高校に進学しています。

このように、その都度自分に合った環境で学習を積んで、大丈夫になった段階で通常学級に戻っていければいいですね。

知的に高くても、支援級で二次障害予防をしたほうがいいお子さんがいるということですよね。だから本来勉強を強みにできる人たちが、学習内容を犠牲にしないためにも、普通級と行ったり来たりができるといいと思いますし、それが実現してきました。

過敏性があるから小学校では支援級を選び、お勉強が得意だから高校は進学校に進んだりする方も増えてきたようで、特別支援教育の理念がだんだん実現してきたと思います。一方で、学校や自治体、支援機関の中には機械的な進路選択に流れるところもあるようなので、支援級を選んだ場合にその先の進学についてどういう選択肢があるのか、保護者による情報収集がとても大事なのも現実のようです。

特別支援教育は「普通の子」にするためのものではない

とは言っても、特別支援教育はその人を「普通の子」にするものではないんですよね？ あくまで「過敏体質」＋「こびりつき脳」な人たちへの適切な教育を確保する場ですよね。

はい。特別支援教育の専門委員として、教育委員会でも先生たちにお話をさせていただくことがありますが、私が先生たちにお伝えすることは、他の専門委員とは違うかもしれません。とにかく発達障害のある人の世界はどういうものかを理解してください、とお話ししています。当事者が書いている本を読んでください、と。それをお伝えしています。

内面を理解してくださいということですね。そしてそういうお立場として、社会との接点を考えた場合、今後特別支援教育に必要とされる視点というのはどういうものだと思いますか？

「過敏体質」＋「こびりつき脳」を持った人たちをどうやって就労につなげていくか、を視野に入れた学校教育になることを望みます。学校の中でのサバイバルだけではなく、社会の中で生きる子どもを育むにはどうすればいいかを考えた上のものでなければいけないと思います。

そのためには発達デコボコのある子どもたちが、発達すること、でもデコボコはなくならないことをしっかりと理解しておかなくてはなりません。暮らし方を工夫すれば発達していきますが、完全に「普通」にはなれません。

「普通」になる必要もないですしね。

はい。強みもいっぱいありますし。

デコボコの能力のすぐれた能力を伸ばすことによって健やかに社会に生きられる子どもに育てる方向に、特別支援教育が進むことを望んでいます。そして就労して、雇う方にうまく使ってもらえれば、社会貢献ができますし、本人もうれしいし、さらに能力は伸びていきます。

たしかにそうです。とにかく学校時代を乗り越えてなんらかの道で賃金を得るようになると、すなわちなんらかの道でプロになると、人はぐっと成長します。

そのための修行だし、そのための支援です。

だとしたら、就労支援にはその人の持っている限られた能力を「いかに現金にしていくか」というシステム作りも含まれますね。

はい。私の知っている施設では利用者の方たちが手芸をやっていましたが、プロの指導が入ると売れるものが作れるようになってきました。そうすると、利用者さんたちにも励みになります。

納得できる伝え方の工夫が大事

ただし特別支援教育で子どもを教える先生たちにお伝えしておきたいのは、先ほど言ったように、発達デコボコの子どもたちのなかには納得しないと動かない子、したがって変化を見せない子も多いということです。私自身、納得しないと動けない人間なのでわかります。そして私を納得させるのってすごく難しいんです。でも浅見さんは、それが上手です。具体的にずばっと言うから。

ずばっと言うというのは私の基本的なスタンスですが、ある種の自閉っ子とうまくいくコツのようです。相性が悪い人もいますが。相性のいい人と一緒にやっていけばいいだけなので。

ずばっと言ってもあまり傷つかない人も多いでしょう。間違っているときには間違っていると言った方がいいと思います。

そう。私は自閉っ子の皆さんは現実に傷つくことはあまりなくて、むしろ現実のわからなさに傷つく人たちだと思っているので、多少悪い情報でも知りたがっているときにはずばっと言います。でもまあこのスタイルも嫌いな人がいるので、はっきり言ってほしくない人はそういう優しい人とつきあえばいいのではないでしょうか。定型発達者同士だって、相性はあるんだし。それに私は、支援する立場ではなく「一緒に仕事をする」立場ですから。

浅見さんは自閉症の人たちと仕事を一緒にするという立場で、将来仕事ができる自閉症の人を増やそうという意図で本を出されているわけですが、これは本当に大事なチャレンジだと思います。私も特別支援教育の目的は、挨拶ができて、仕事ができて、ルールの守れる大人に育て上げることだと考えています。

でも昔はここまで考えていませんでした。乳幼児健診の仕事などもしていましたが、目先のアドバイスに終始していた時期もあります。今は、将来仕事ができる大人になること、小学校時代からそれを目標にしていこう、と皆さんにお伝えしています。目標がここにあれば、学校教育も変わっていくでしょう。

これまでは、勉強ができればいいととらえがちでした。でも勉強ができても仕事ができなきゃだめ。成績はいいのに、学歴は積めるのに社会で働く場がない多くの人たちを見て、それを痛感するようになりました。

ともあれ、学校も医療も福祉もやっとスタートラインに立ったところと言えるかもしれません。どういう道に進んでいくか考えるとき、ぜひ当事者の本を読んでいただきたいと思います。専門家だからとあぐらをかいていては支援もできませんからね。

耳を傾けるべき当事者の声

愛甲さんは花風社から出ている自伝も広くすすめてくださっていますが、それはなぜですか？　あらためて。

たとえば、私たち誰もが生きてきた体験そのものが違いますので、同じものを見ていても、それぞれが体験の蓄積でできた独自の眼鏡で見ているため、違ったものに見えている場合が多いです。日本では昆布を食べますが、フランスでは昆布を食べません。昆布を見れば日本人は食品として認識しますが、フランス人は食べられないものとして認識します。

　視覚障害の人は、目が見えませんので、視覚以外の感覚だけを頼りに生きているし、聴覚障害の人は、音が聞こえませんので、聴覚以外の感覚だけを頼りに生きています。ですので、視覚障害の人が生きている世界は、目が見える人たちが生きている世界とは違っていますし、聴覚障害の人が生きている世界は、耳が聞こえる人たちが生きている世界とは違っているのです。

このように障害のある人の体験世界は、障害のない人たちの体験世界とは違いますので、当事者でないと、その世界はなかなか理解できないのです。

そして発達障害に関してもいろいろな専門家がいろいろなことをいいますが、本人ではないので、大抵どこかしらが間違っているはずなのです。専門家は、専門的知識の眼鏡で発達デコボコの人を見ているからです。

でも当事者なら誰の声でもいいというわけじゃないと私は思うんです。持ち込み原稿見ても、これは出せないなと思うような手記もいっぱいあるんです。これまでの愚痴をえんえんと語り、社会にこうしてほしいああしてほしいとか言ってるけど全部実現不可能。あるいは、それが実現したら社会は立ちゆかなくなるでしょう、みたいな。でもとにかく当事者の声が大事とか言うと、そういうものを真に受ける人もいるでしょう。

ニキさんとか藤家さんとか大地君とか皆さん「修行系」の方々です。人のせいにしませんよね。自分がどう生きたらいいかをつねに模索しています。頑張っている人たちです。当事者の本でも、頑張っている人の本はありますね。工夫をしながら頑張りながら挫折をしながら社会と折り合いをつけていっている人たちの声が聞けるものがあります。花風社の本がそれなのだと思います。

くだらない当事者本は読んだことないですか？

あまりありません。大学院のときに家族支援をテーマにしていて、愚痴っぽい本も読みましたけど、恨みつらみでは自分自身も幸せにはなれないし、他者をも幸せにはできませんので。

じゃあ障害があるけれども自分なりに幸せを追求する努力をしている人の声は参考になるんですね？

恨みつらみ、人を妬んでいる人の声はあまり参考になりません。

どうして参考にならないんですか？

参考にしてはいけないと思います。

そこの区別がつきにくいんですね。私は、恨みつらみの声に耳を傾けても、発達デコボコの人たちの本当の可能性は知られていかないんじゃないかなと思って出す本を選んでいるんです。

私もかつては障害のある方は守らなければいけないとしか思っていない時期もありました。最近は神田橋先生の治療なども見ているし、そういう方たちも適切な対応で社会のルールを身につけることで、社会で生きていけると思えるようになっています。皆さんそれなりに社会生活を営む姿を見ていますからね。守ってばかりではかえって不親切です。

なぜそう思いますか？

守るだけでは、成長しないし、発達できないからです。自分で選んで決める力も育たないし、ルールも身につかない。

じゃあ、成長しようとしている当事者の声は参考になるということですね。

そういうことですね。

やらなきゃいけないことをやらない子への対処

「納得」が支援の基本にあるということはわかりました。では、やらなきゃいけないけどいやなことをやるのを拒否する子にはどうすればいいんですか？

いやなことじゃなくすればいいんです。

たとえば算数が嫌いで算数の授業を受けたがらない子には？

わかるところまで戻るんです。わかるようになれば算数が好きになっていきます。たとえばその子が電車が好きなら電車を使って数を数えたり。好奇心を呼び起こすことが大事です。無理矢理教えようとするのではなく、その子が自発的に楽しんで取り組めるようなスタイルを見つけることが大事です。そしてスモール・ステップで学習していけるといいですね。

神田橋先生には、

▼本人の好奇心を大切にしよう！（好奇心は脳の食欲）

→"I can ○○"というのは、人間にとっての最高のサポートである。

と教えていただいています。

パニックを起こす子への対処

思い通りにいかないとパニックを起こす子にはどうすればいいですか？

パニック起こしているときには、あることがきっかけとなって、過去の嫌な記憶が芋づる式に出てきているんですよね。自分の思いが前も通じなかったときや苦しかった身体記憶が蘇ってきているんです。だから「通じてるな」と納得してもらうことが必要なんです。

でもそれは不当な要求でも聞き入れるということではないですね？

思いを受け入れることではなく、通じればいいんです。結構難しいんですけれど、気持ちが「通じたな」という実感を持てるような対応をしていただけることが大切です。

　自分の思いを通そうとして通らないと暴力的になる子どもがいますが、その暴力を受け入れては絶対にダメです。暴力は決して許されないということを学習してもらわなければなりません。ＤＶ（夫婦間暴力）や家庭内暴力は犯罪行為です。暴力的な家庭に育った子どもが、将来、恋人や配偶者に暴力的な人を選んでしまうのは、暴力的な関係に親和性を持っているからです。

　思いが通じることで、子どもは暴力を振るう必要がなくなって、話を聞くようになりますし、ガマンもできるようになります。

私の場合、成人の知的障害のない方に無理難題を言われると、「君の言い分はわかった。けれどもこれこれの理由で受け入れることは不可能」という言い方をします。そのようなやり方でしょうか？　意外と通じるんですよね、この言い方。

はい、それって、とてもすぐれた方法だと思います。それから、パニックの場合ですが、ＰＴＳＤ（心的外傷後ストレス障害）によるフラッシュバックが原因のことがあります。その場合の対処方法は違います。杉山登志郎先生や長沼睦雄先生のようにＥＭＤＲ（眼球運動による脱感作および再処理法）を実践に取り入れられたり著書で言及されている先生方もいらっしゃいますし、神田橋先生のように気功を使う先生もいます。私も気功を使うことが多いです。一人でできるので。

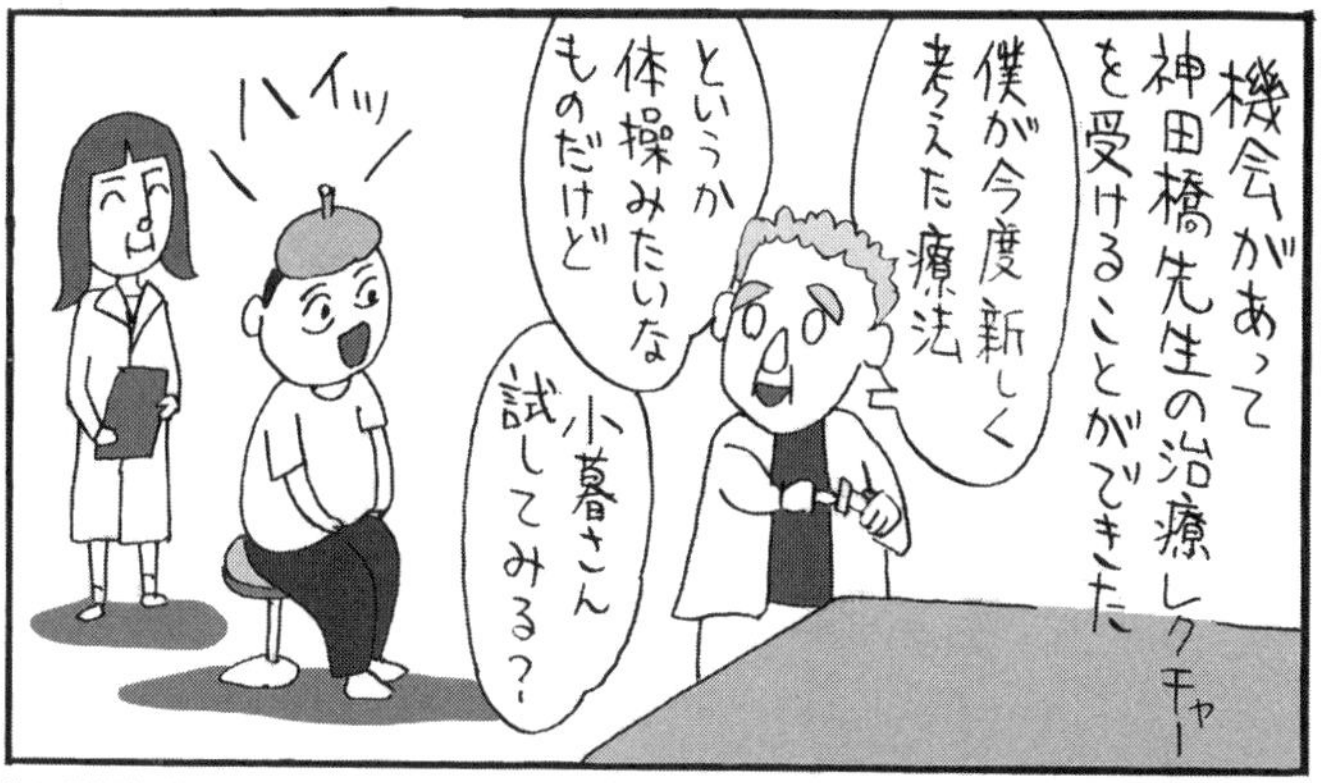
機会があって
神田橋先生の治療レクチャーを受けることができた
僕が今度新しく考えた療法
というか体操みたいなものだけど
小暮さん試してみる？
ハイッ

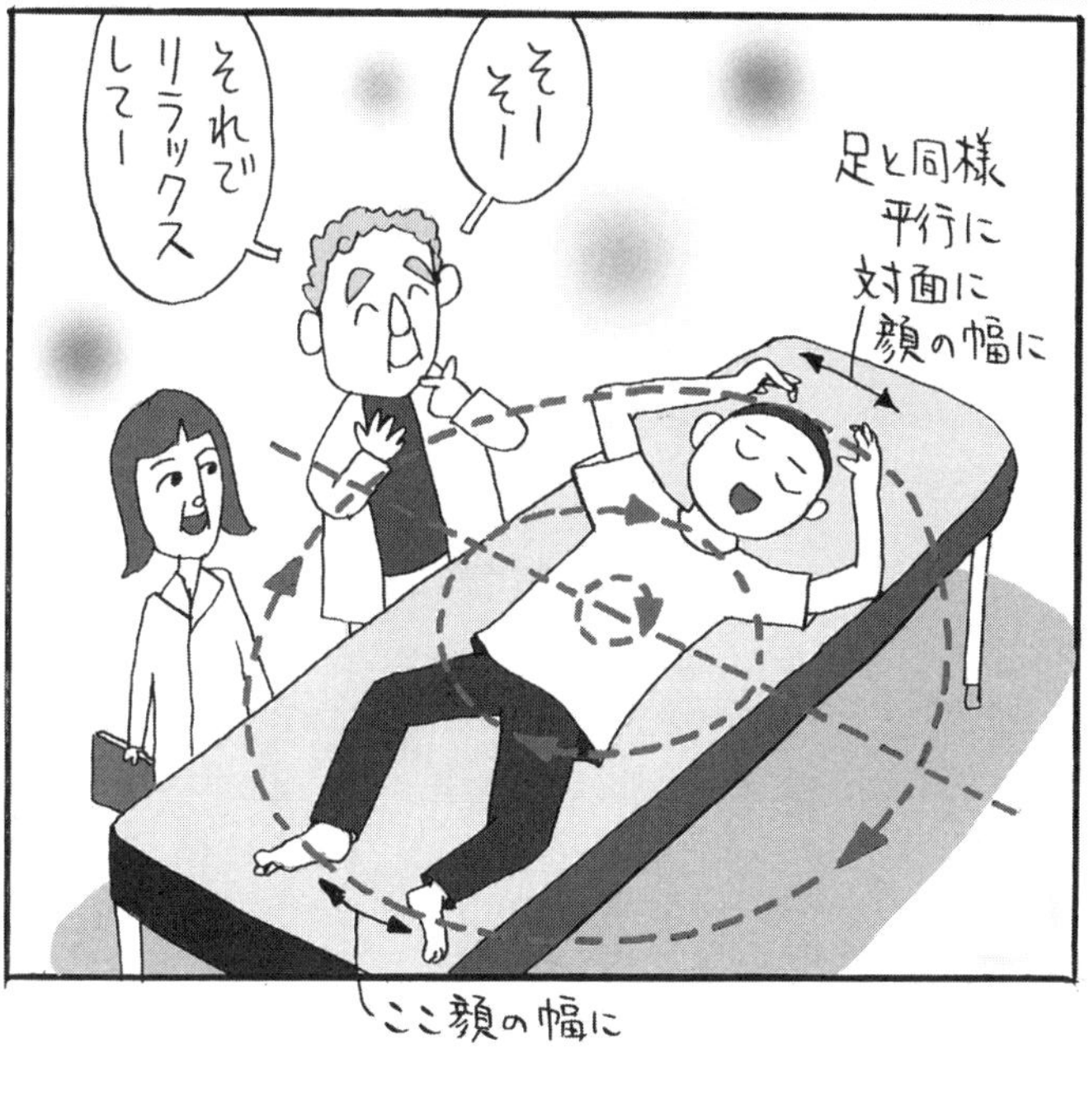
そーそー
それでリラックスしてー
足と同様平行に対面に顔の幅に
ここ顔の幅に

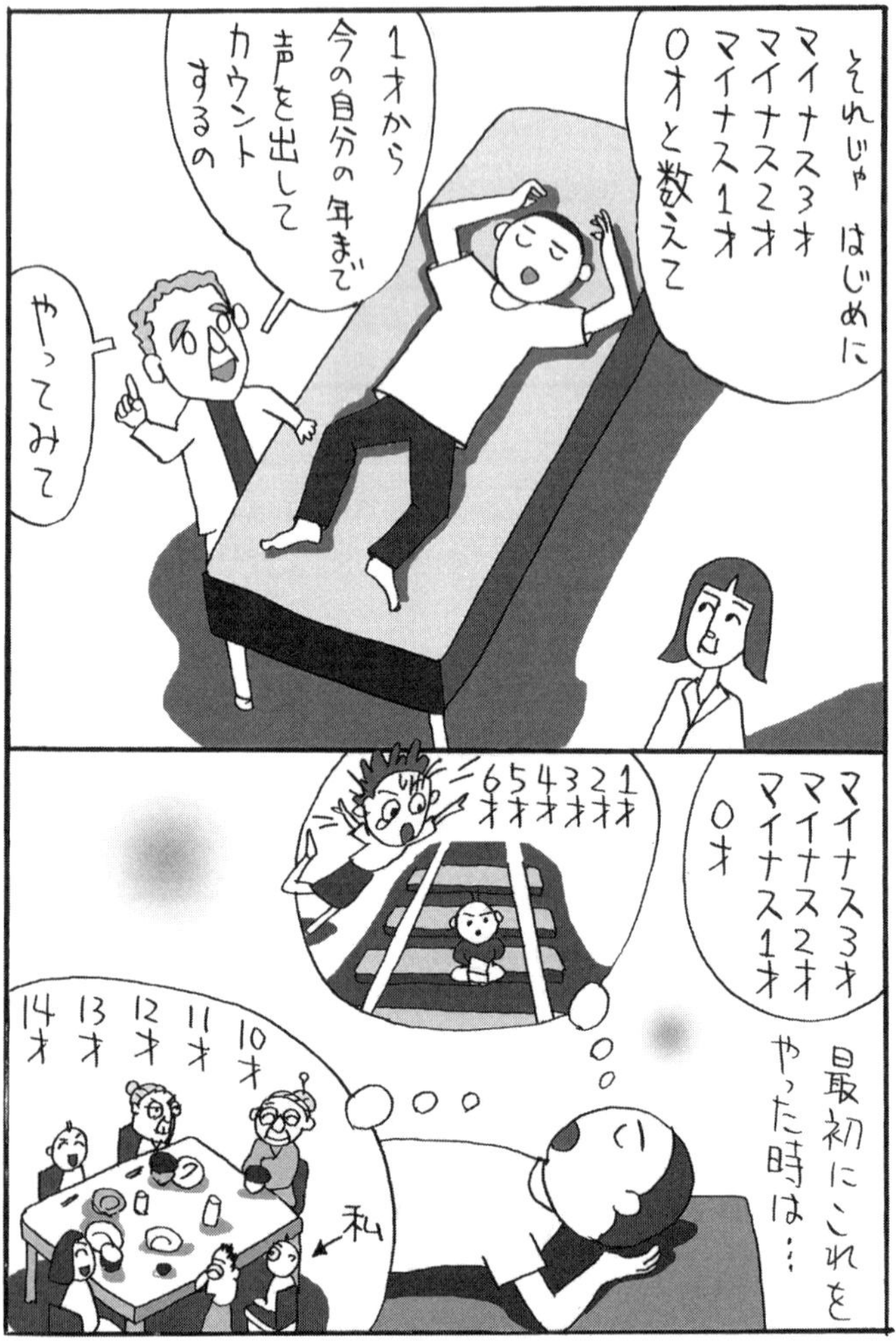
それじゃ はじめに マイナス3才 マイナス2才 マイナス1才 0才と数えて
1才から 今の自分の年まで 声を出して カウント するの
やってみて
マイナス3才 マイナス2才 マイナス1才 0才
1才 2才 3才 4才 5才 6才
最初にこれを やった時は…
10才 11才 12才 13才 14才
私

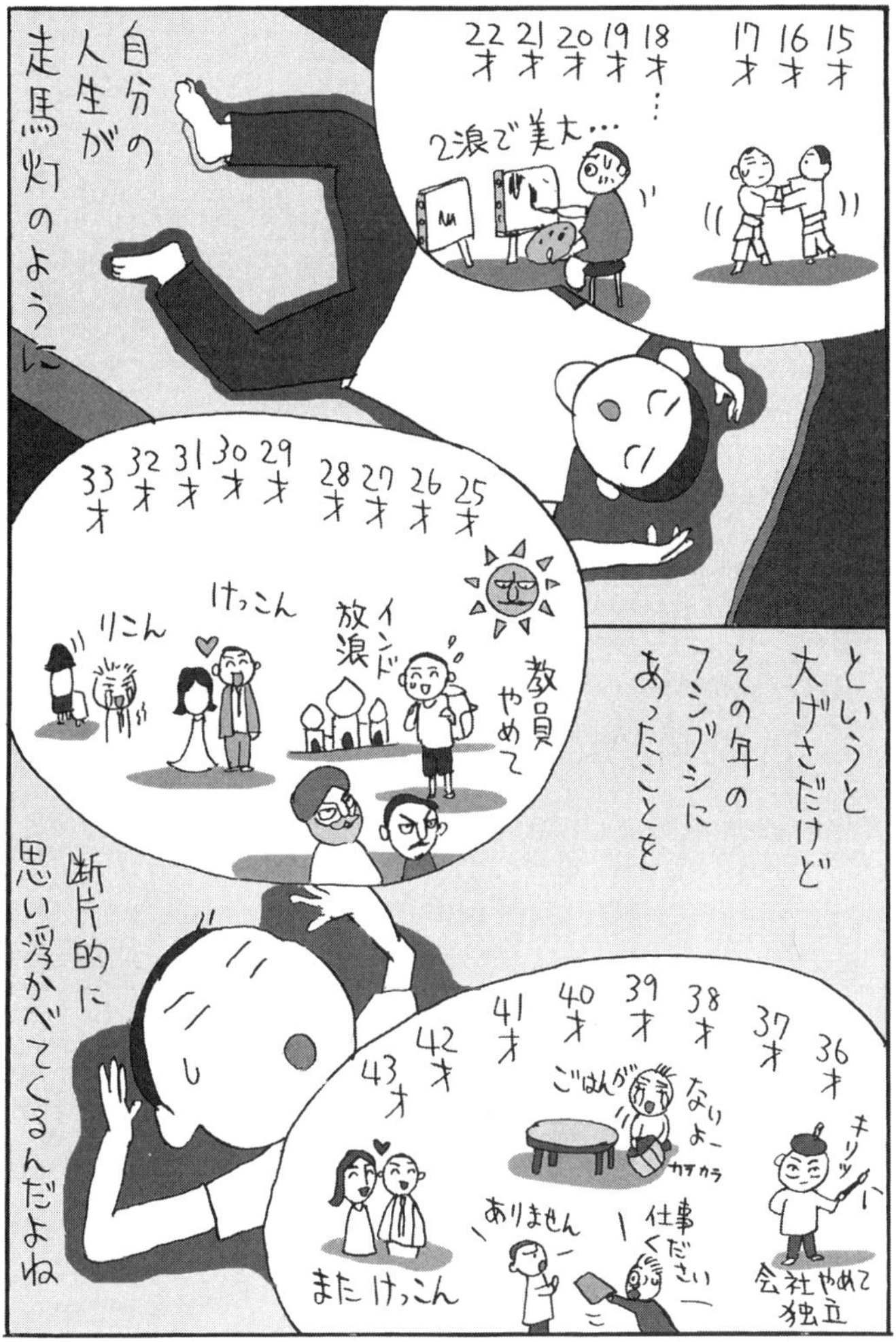
15才
16才
17才
18才…
19才
20才
21才
22才
2浪で美大…
自分の人生が走馬灯のように
25才
26才
27才
28才
29才
30才
31才
32才
33才
教員やめて
インド放浪
けっこん
りこん
というと大げさだけどその年のフシブシにあったことを
断片的に思い浮かべてくるんだよね
36才
37才
38才
39才
40才
41才
42才
43才
キリッ
会社やめて独立
ごはんがないよ～
カラカラ
仕事ください
ありません
またけっこん

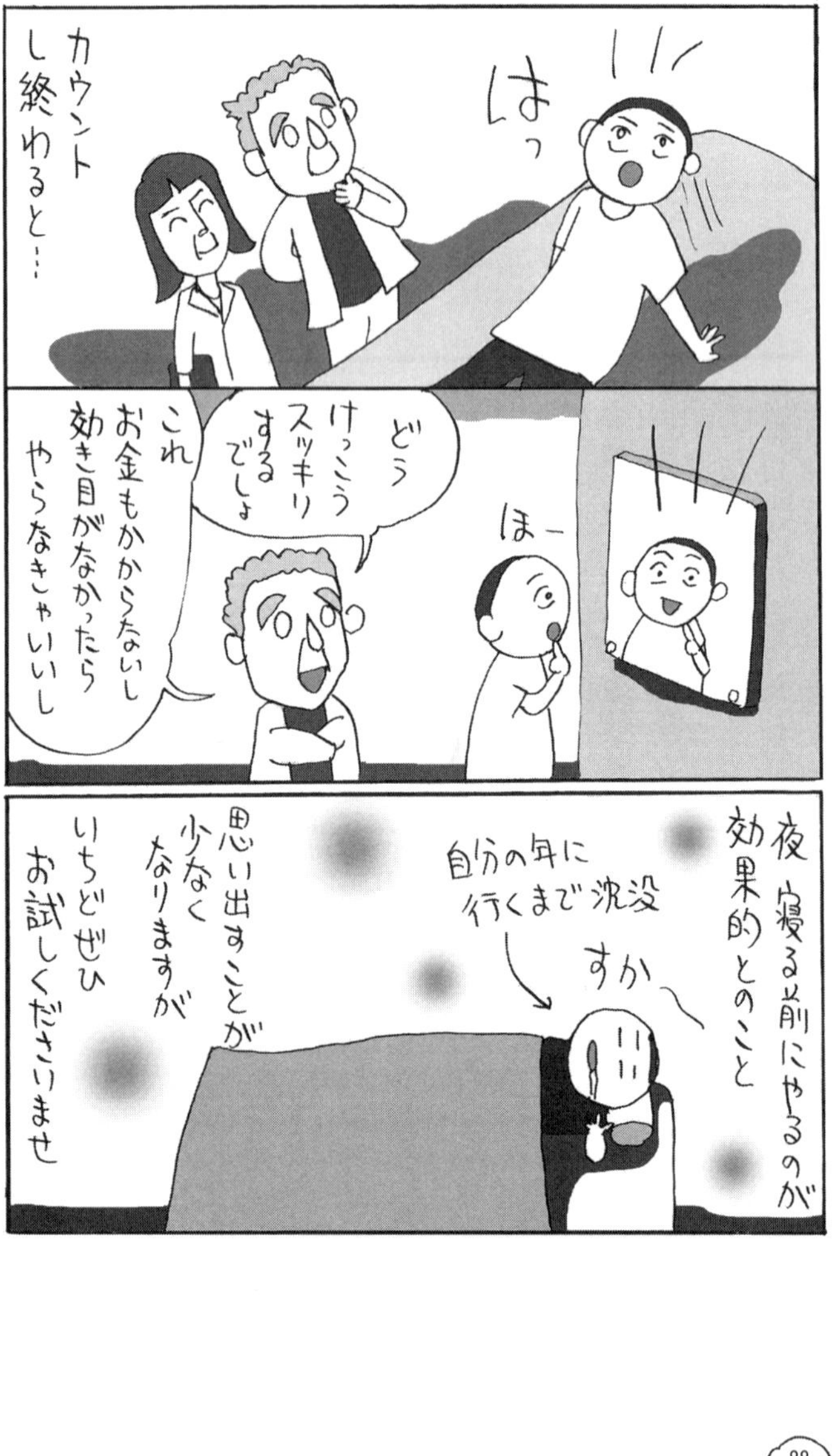
カウントし終わると…
はっ
どう けっこうスッキリするでしょ
これ お金もかからないし 効き目がなかったら やらなきゃいいし
ほー
夜寝る前にやるのが効果的とのこと
自分の年に行くまで沈没
すか
思い出すことが少なくなりますが
いちどぜひお試しくださりませ

身体の動きが乱暴な子への対処

自閉っ子のお母さんから相談を受けたことがあります。お子さんは身体が不器用で、力の加減がわかりにくく、友だちに乱暴をしてしまわないか心配だそうです。そして「どう言って聞かせればいいんでしょうか」ってきかれたんですけど、専門家じゃないのではっきり答えられませんでした。ただ、「言って聞かせてもあまり効果がないんじゃないか。後々のこと考えても力の加減は分かった方がいいよね」と思いました。

その通りです。お子さんが自分の身体の身体感覚をつかむことが、情緒の安定にもつながります。そのためにもお相撲やお手玉やこま回しなどの昔遊びや感覚運動アプローチはいいですね。

SSTはむしろ遠回り

どうもこういう問題を「言って聞かせる」とか「パターンとして覚える」とか、S

ＳＴ的に解決できると思っている方が多いようです。体感の弱さがあるのなら、それを補うトレーニングをしたほうがいいと思うんですけどね。乱暴な振る舞いの前には何か嫌悪刺激があるはずですよね。よーく観察してそれを突き止め、その刺激を排除するということを、実践して効果をあげている方もいますね。

そういうときには、マニュアル的なＳＳＴアプローチはむしろ遠回りですね。従来のＳＳＴはある設定された場面ごとの対応なので、多様な状況に応じた柔軟性を育てるのには難があります。現実の世界でも似たような場面には遭遇しますが、そこで要求されるのは、場に応じた柔軟性のある対処能力なのです。

　私がＳＳＴの時間に、こういうときはどうするかなどの座学ではなく、あえてクッキングを取り入れたりするのもそこに理由があります。自分たちで役割分担を決め、メニューを選択し、買い物をする。だからお金の使い方もわかります。そして皆で手分けをして調理して食べる。自分の手足や五感をフル活動させた結果が自分で味わえます。そしてそれを家庭で繰り返すと人の役に立つ実感も味わえます。

自分の身体を動かして成し遂げたことの実感を自分で味わい、他人と分かち合う。

それは最高のＳＳＴですね。

トイレットトレーニングも感覚運動アプローチで

身体を使ったアプローチの方が有効と言えば、トイレットトレーニングに関しても実は近道ですね。

そうなんですか。トイレットトレーニングには、苦労されている方も多いようですが。

発達デコボコのあるお子さんは、なかなかトイレットトレーニングが進まないことが多いのですが、よく見ていると自然の中やおまるにならできる子も多いんですね。感覚過敏があると、お子さんにとってはトイレが不快な環境になっているのかもしれません。過敏があるからこそ、快適なトイレット環境を作ってあげたいですね。

そしてここでも、愛着が育っていると強いです。お母さんを喜ばせたいという気持ちが出てきますから。

岩永先生の『もっと笑顔が見たいから』に書いてあるように、親子で身体感覚アプローチを取り入れるのも、愛着を育てるのにとてもいいですね。そして一緒に絵を描いたり、ものを作ったりすることももちろんいいです。絵を描いたりものを作ったりして、それを周囲が評価することによって、社会とのバランスが取れるようになっていきます。

子どもがお絵描き好きなのは、あれは発達の自然な流れの中にあることなのですね。

はい。だから大人が直したりしてはいけません。子どもが自然に描くものをまず、観察しましょう。

誤学習を解きほぐしていくための工夫

誤学習をしている人は、どのように解きほぐしていきますか？

言葉で言ってもだめなんですよね。その人の好奇心がかき立てられるやり方で、正しいやり方を何度も繰り返すかもしれない。誤学習が本人にとっては心地いいのかもしれないです。誤ったやり方がこびりついて。だからそれを変えるためには、もっとその人にとって興味深くてその人がやりたいと思うことを一緒に探して繰り返して、正しい方が気持ちいいことを覚えてもらいます。それは家庭でも親御さんにも協力してもらうことが多いですね。

たとえば思春期や青年期で、頭のいい人で、固い世界観を持っている人いますよね。そういう人にはどうしますか？

ひとつのテーマを設定してもらって徹底的に話し合うことが多いです。たとえば大量殺人事件を起こしたことのあるカルト宗教を高く評価している人がいるときには、何故カルト宗教が人々を幸せにできないのかについて論を闘わせます。もしも殺された相手や家族が自分だったらどのような感情を抱くか想像できるようになれるとよいのですが、体験が伴わない理論だけで生きている青年にとっては、時によっては難題でもあるのですね。私の場合は、哲学を少しかじったことがあるので、哲学的な話をすることが多いですね。誰かを殺すことは、自分の死でもあり、自分を殺すことでもある。理詰めでいく人には理詰めで、理詰めじゃない人には理詰めじゃなくいきます。

そのレベルに行くと、やはりセラピーでは言語体力が必要ですね。知的に高い方相手だとなおさらです。

もうひとつやることは、生きがい探しです。将来が見えず、未来に何の希望も抱けない青年とは、幼い頃の遊びの話をしたり、何をしている時が一番充実しているかについて話し合ったりします。未来への希望が抱けるようになれば、目標が定まっていきますので、現実生活が活性化されていきます。

お金の価値を教える

仕事をする人間に育てるために、今の学校現場に何が欠けていると思いますか?

この前、勉強会でアメリカの事情を知って衝撃を受けました。ひとつ日本で足りないなと思ったのはお金の価値を教えないことですね。

ああそれね。大きいですね。

たとえばメジャーリーグのどこどこのチームが優勝したから誰々が年俸いくらにな

るとか計算させるのをゲームみたいにしていたり、実際に子どもたちにお金を稼がせて教材を買ったり。そういうのができるといいかな、と。

金銭教育といえば、日本の学校って従来教えないだけじゃなくむしろマイナスのことを教えてきました。お金は汚い、みたいな。それだけでもやめてくれたらいいのにと思うんですけど。

私もそのへんはまだ尾を引いています。お金儲けが悪いような気がして。

それはアスペルガーの人ものすごく引きずっています。

そうですよね。

私は学校がお金のことを教えられないのならせめてお金の悪口を言わないでくれと思います。

それがひとつあると思います。あと小さいうちから可能であれば、各々の特性を生かせるような働く体験ができればいいと思います。

なるほど。

お金を稼ぐというか。

おうちの中でもいいわけですよね。

そうですね。でも家庭よりもちょっと社会経験みたいなのが積めればいいかもしれません。

じゃあクラスでなんか作って売ったり。お店みたいなの開いてお母さんたちが買いにきたり。そういうことは支援級などで、結構実現してきていると思います。

そうそう。そういう体験が積み重なっていくといいなあと思いますね。

日本の教育では、ごっこ遊びのようなものは結構あるんですけれども、現実に即したごっこ遊びがあるといいかなと思います。

なるほど。

偏差値の高い学校でも発達障害の方はなかなか就職がうまくいかないということで、そのあたりが最近話題になっています。

働くということがどういうことか実感がないんでしょうね。障害のない人の場合、教えられなくても自然に学んでいくんですが、それをあえて人為的に教えないとお勉強だけできても社会で働く実感がわかないということですね。

他者の視点を入れていく

発達デコボコの人にとって、「納得」が重要なことはよくわかっていただけたと思いますが、結局納得するというのは、他者の視点が入るということではないかと。

なるほど。

学校が教えているのは主に先生の視点ですよね。

先生の視点というか、もしかしたら先生個人も実は信じていないような学校用道徳みたいなのを教えますよね。「誰とでも仲良く」とか「みんな平等」とか「多数決はつねに正しい」とか「お金儲けは汚い」みたいな。先生自身が別に友だち多くなくても「誰とでも仲良く」って教えますよね。先生自身はもしかしたら日曜日には一人で釣りに行くのが好きな人かもしれないけど。

そうですね、自分自身から離れたそういう理念というか、そういうものを先生たちは教えざるをえないわけです。

そうか。先生たち自身の実感からも離れたことを教えているかもしれないわけですね。

それを指摘していただいたのは収穫です。たしかに先生たち自身が信じてないことを教えなきゃいけないのが学校という場なのかも。学校流「よい子」でなくても世の中生きていけることは、本当は皆さんご存じなのかもしれませんが。

先生たちが、子どもを信頼して、子どもの体験世界を想像しながら関わっていただけるとよいと思います。そして先生が、子どもの視点、保護者の視点、他の子どもたちの視点、そして先生ご自身の視点から、ものごとがどのように映っているのか考える癖を日頃からつけていただけるとよいと思います。

そして学校の外に広がる広い社会からの視点も。保護者の方たちの前で「学校でうまく行かなくても社会ではやっていけますよ」とお話ししたりすると、ほっとする人がいるんですよね。それを見て不思議に思うんです。なんだ知らないのかな、とか。

「みんなと同じ」と言われて苦しんでいます。友だちたくさんつくって、先生の言うことを聞くよい子にならないと失格だと思い込んでしまうんです。

学校の先生に、私が「私、自分自身が社会の中では〝変人枠〟で生きているという自覚があります」というと、謙遜だと思われたりするんですけど、そんなことないんですけどね。とくに都会って、なんだかよくわからないけどとりあえず食べられてる人っていうのが割合たくさんいるもので、自分も外から見ればその部類だという自覚が私にはありますし、別にそれを悪いことだとは思っていません。

　発達障害の人だって、別に変人でも友だち少なくても職業上で社会の役に立つスキルを積めば、偏屈者として気楽に生きていけると思うんです。学校の先生に気に入られるようないい子ちゃんにならなくても。

「だって学校って地方公務員養成講座でしょ〜」って怒られるかなと思いながら先生たちに言ったこともあるんですけど、うなずかれてしまってびっくりしましたよ。あれれ自分たちでも自覚あるのかな？とか。

　それで友だち作れ作れと言われて、ようやく友だちができたと喜ぶ。でもよく見るといじめられ役とか。いじめられ役ができるといじめる子の方にもよくないことだと思うんで、別にそこまで仲良しを強制しなくてもいいと思うんですけど。でも強制している先生たちも、別にスパルタ式でも極悪人でもなさそうで、ただ教師としての習慣でやっているのかなあと感じることもあります。

とにかく、よい子でいることを教える場ですから。

友だちと仲良くって言ったって、誰とでも「走れメロス」しろって意味じゃないですもんね～とか言ったら「いや、学校は走れメロスを望んでいるんです」とか言われて、「え、四十人と走れメロス？」とか思ってびっくりしたりしました。

そうですね。助け合うことは確かに大切ですけれども、普通、私たちは、仲のよい友だちであれば自己犠牲も厭いませんが、自分をいじめるような嫌いな子どものためには誰も自分を犠牲にしたいとは思わないはずです。

無理です。だから、こういう教えを真に受けていたらそりゃ世の中恨むわ、と思いました。仲良くしてもらえない障害特性がつらいわ、って思いました。だって無理難題なんだもん。

障害を「理不尽」と思わないですむには

そう。ですので、週末一人で楽しんでもいいと思うのです。挨拶ができて仕事ができて犯罪を犯さない大人になれば。

それは障害があっても可能なことも多いので、それを目指しましょう、ということにすれば、別に障害を理不尽に思わずにすむのではないかと思うんです。

どうもこの「理不尽」というのが、障害のある方、ご家族の気持ちの根底にあるようです。他人の幸せそうな姿を見るだけで理不尽だと感じてしまう状態の人もいるみたいですけど、どんな幸せそうな人だって苦労しているのなんて当たり前なんですけど、それも見えにくいみたいですね。

私は自分が幸せかどうかにはそれなりに関心がありますが（自分のことだし）、他人が幸せでも別にいらだたないです。だって他人だし。でも他人が幸せなだけで理不尽さを感じるとそりゃ疲れます。いらだつ機会がひとつ増えてしまうんですから。そして他人が幸せなだけでイヤになっていたら、そりゃ世の中を恨むだろうなあ、と。

ニキさんも藤家さんも大地君も、障害があることを理不尽だとは思っていないような気がします。

ニキさんはいつも、配られた手札で勝負するって言います。それは三人に共通しているかも。できないことはあきらめながら、手持ちの能力に磨きをかけて回している感じですね。手持ちの札で回せばいいし、そこを支援すればいい。だからこそ、あまり当事者に障害が理不尽だって植え付けちゃいけないような気がするんですけどね。

デコボコ体質のボコばかり見ていると、すぐれた突出したところは見えなくなるでしょう。

専門家の多くは、「○○ができない」とか「○○が劣っている」など、あら探しをします。あら探しはマイナス評価なので、あら探しで作られる援助のほとんどが役に立ちません。「○○能力」とマイナスの言葉に「能力」という言葉をつけることで、本人の持っているマイナスの特徴をプラスに変えることができます。こだわり能力とか、開き直り能力とか。

いいところなにもないです、とかおっしゃる方もいますね。でも神田橋先生がおっしゃったように「強みは弱みの裏」にあるから、今までお話ししてきたように、噛みついたり人を攻撃したりするのもいいところの裏返しと考えるかもしれません。そこを強みにして、社会的に使える方に向けていけばいいのかな、と。

それでは次の章では、強みや弱みというか、その人の体質というか、資質をどう見つけて磨いていけばいいのかぜひ教えてください。

第4章

資質を見つけ、開花させる

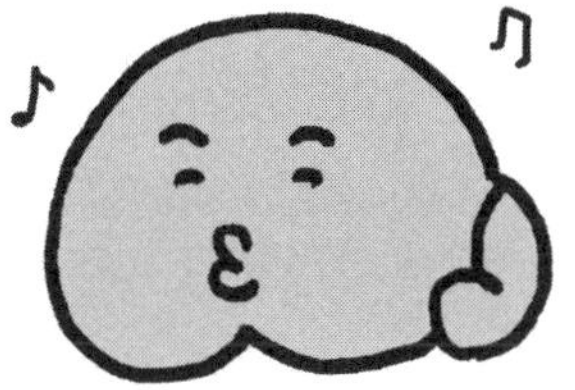

いいところ探しはしますか？

浅見 ところで愛甲さんは、その人の「いいところ」って探しますか？

愛甲 探さないですね。

探さないんですか。

探さないけどわかってしまうというか。というとえらそうですけど、やはり目の輝きや身体の動きが……いいところっていうか好きなものであれば表情や雰囲気が変わるし。

じゃあ表情は結構見てるんですね？

ぼんやりと表情や身体全体の雰囲気を見ているのだと思います。

本当に声が全然出なかった人も、童謡絵本で、好きな音楽のボタンを押すようになって、笑顔がたくさん出るようになって、私と一緒にだんだん声を出して歌ってくれるようになったりして。

じゃあ新しい知的障害の人と会うでしょ。担当するでしょ。お部屋に入って行くでしょ。その人とまずどうするんですか？

まず、ありえないことをやります。

ありえないことって？

普通、知的障害があると絵カードを使ってコミュニケーションとか、決まったパターンがあるんですね。でも私はそういうのをすっ飛ばして、たとえばトーキングエイドをもってきて様子を見たりします。それでひらがながわかったら文字でコミュニケーションしたり、まあ直感的なやり方が多いかもしれません、私の場合。普通の決まっているテキストには載ってないようなことをよくやります。

とにかくその人が何に喜びを見いだすか、っていうのを探る感じですか？

そうですね。

たとえばじゃあ、ピアノがはまったら毎週ピアノ弾いて一緒に唄っているうちになんとなくよくよくなっていく、とかそういう感じですか？

そうですね。それがピアノから他の対象へとだんだん広がっていって、生活の質がよくなる感じ。

広がっていく、とは？

たとえば全く自分で動かなかった人が、積極的に動くようになったりして、生活が変わっていくみたいですね。モチベーションみたいなものが全く持てなかった生活の中で、生きがいが持てるようになっているのかもしれません。

活性化するんでしょうね。

好きな歌手のＣＤを聴くようになったり、部屋に好きな絵を飾ったりするようになった人もいます。

あああ、それも発達なんだ。なるほど。自分の好きなものを選べるようになったっていうことですものね。

「家でできることありませんか？」と保護者にきかれたときには

愛甲さんは施設や学校や療育の場でセラピストとして活動されているわけですが、セラピストってどうしてもかかわる時間が限定的ですよね。
そのかかわりでも、セラピーによって対象の方の生活の質を上げることができるのはよくわかりましたが、毎日接している親御さんに「家では何ができますか」ときかれることはないですか。

よくあります。

どう答えますか？

その子が何を楽しんでいるかをよく見て、そのひとり遊びをふたり遊びにしていくのがいい場合もある、とお話ししています。その子が何を楽しんでいるかに、その子の資質が現れているから。

親と子、双方が興味をもてて楽しいことをして、楽しい時間を共有できればいいと思います。それから毛布ブランコや昔遊びなど身体に直接働きかける遊びを一緒にできるといいですね。その中で、資質も見つかってくるかもしれません。

親でも（親だから）できる「資質の見抜き方」

一般の親御さんでも、その子の資質を見抜く方法があるのですか？　たとえばどういう方法がありますか？

たとえば神田橋先生は、海に連れて行って何をするかを見るといいとおっしゃいます。

海？

はい。泳げる季節に海に行っても、別に無理やり泳がせなくていいのですよね。とにかく海に行く。自然に何をするか見る。そうすると子どもによって楽しい遊びは違うことがわかります。ひたすら貝を拾っている子もいるかもしれない。

私ならまず泳いで、砂の山作って、それから砂浜でお相撲でも取るかな。

私だったら泳ぎませんね。岩場か何かに行って、小さい生き物を観察したり、海の香りを楽しんだりすると思います。

そうですか！　泳がないのですか！　それは考えもつかないことです。
そんなに違いが出るのですね。ただ海に行く、それだけの話でも。

海に行ったら何をする？

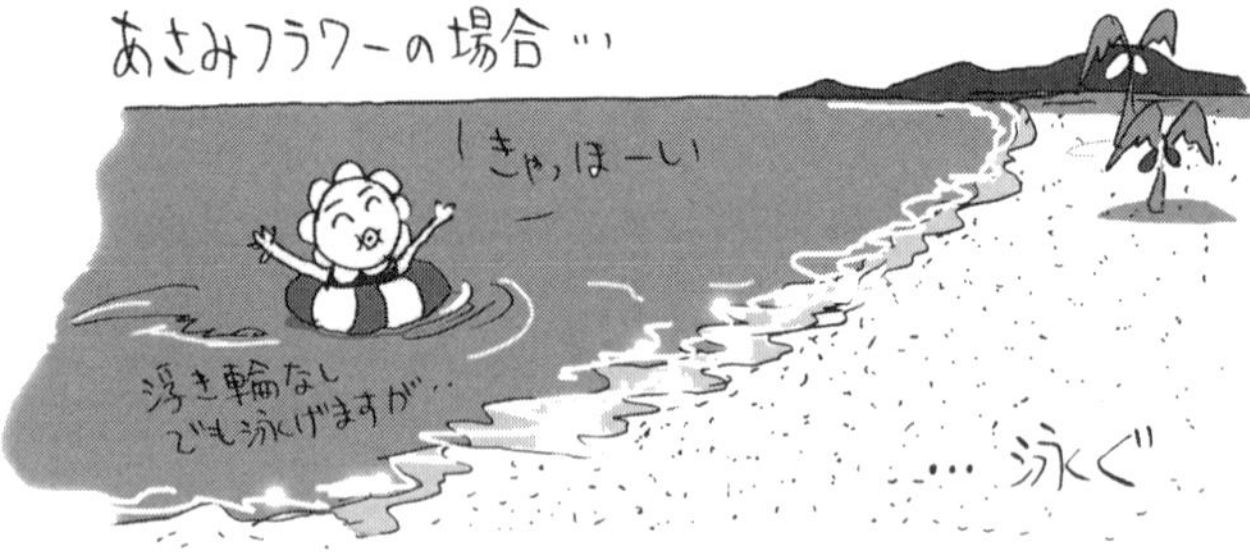
あさみフラワーの場合…
きゃっほーい
浮き輪なしでも泳げますが…
…泳ぐ

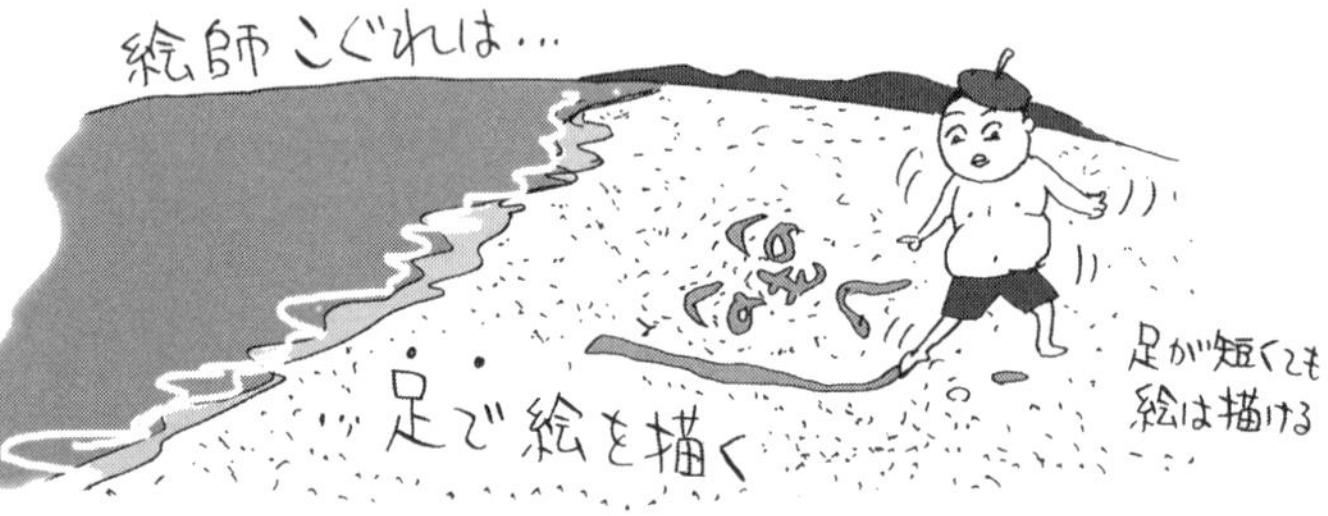
絵師こぐれは…
足が短くても絵は描ける
…足で絵を描く

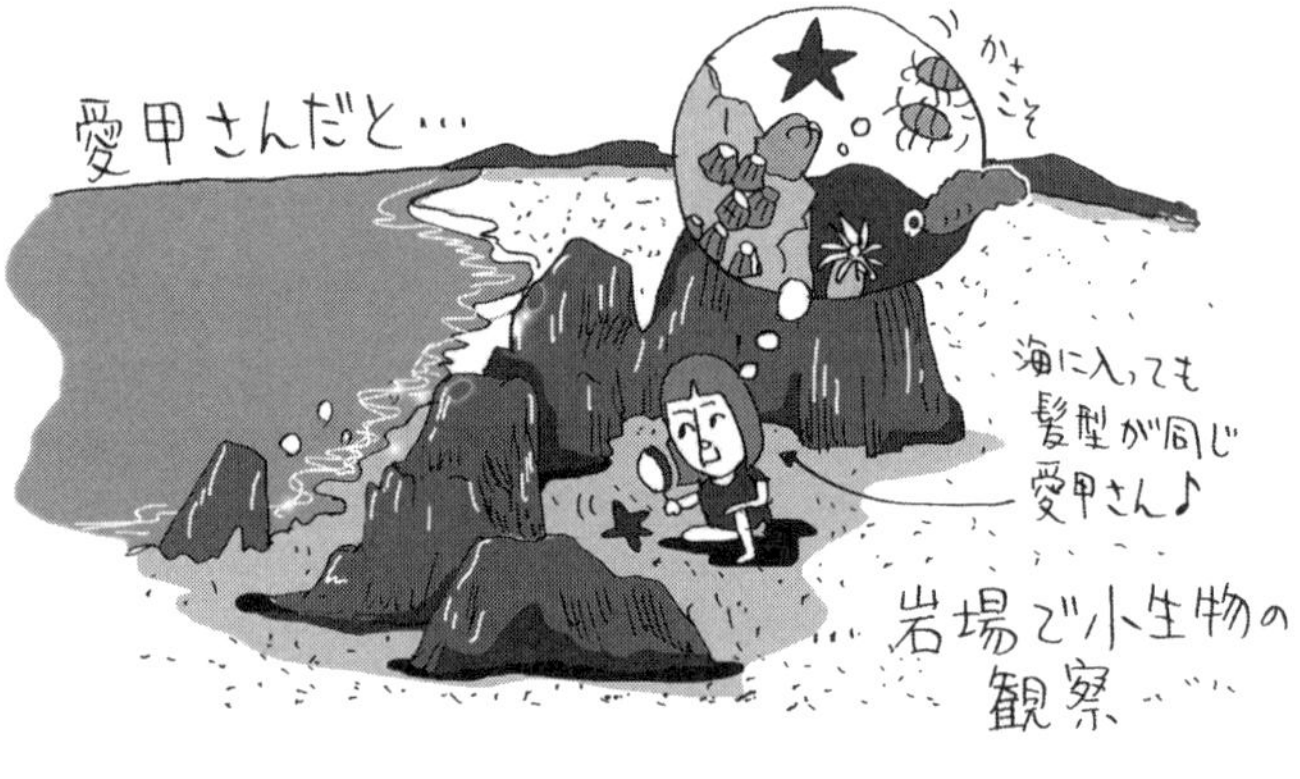
愛甲さんだと…
かさこそ
海に入っても髪型が同じ愛甲さん♪
…岩場で小生物の観察…

私は観察することや自然に浸ることが好きだから、それが今の仕事に結びついています。そうやって自発的に取る行動に合った仕事を選ぶことが、成人期を健康に過ごすコツですね。日常生活の中にこそ、その子の持っている宝が現れているのです。

なるほど。納得です。

見抜いた資質をどう磨くか

ただ、仕事は遊びではないんで、資質や向き不向きが見つかったとしても、磨きをかけていかなければいけないでしょう。

よく時刻表覚えるのが得意な子とかいるけど、それをどうやって将来の仕事に活かせるかっていうと難しいですよね。

その能力の使える範囲を広げてあげるのは周囲の役目です。それは、本人にはできないことだから。情報提供も大切ですね。

お買い物に連れて行くときに、買うもの覚えてもらってもいいかもしれない。そうやると、家庭の中で役に立つ能力になりますよね。

音楽が好きな子なら、音楽をかけてこの曲が終わるまでに、お母さんと一緒におもちゃを片づけたり、拭き掃除をするとか。そうすると家事が楽しく覚えられるし、達成感も味わえます。

なるほど。その子の好奇心をまず大事にする。そして周囲が知恵を絞って、それを他人から見ても評価される活動に結びつけていくということですね。いろいろ工夫のしがいがありそうです。

脳はデコボコであるがゆえに発達し続ける

脳の発達がデコボコな人は、まさにデコボコであるゆえに発達し続けるんです。脳のボコ部分を代償するために、デコ部分はさらに発達していきます。だから、好奇心は大切。好奇心がない状態は、健康に悪い状態です。

好奇心が次々にわいてくる環境が、その人にとって健全な環境なんですね。逆に好奇心を周囲が摘んではいけませんね。

幼児期の遊び体験から向いている仕事を探る

神田橋先生は、文字を覚える前にどういう遊びを夢中でしていたかが大事だとよくおっしゃいます。それと仕事を結びつけるといいのではないか、と。

私は大学でも心理学を教えていますが、大学の授業でレポート課題に、「四、五歳くらいでどういう遊びをしていたか」などというテーマを出したりします。そこからどういう仕事が向いているか、がわかったりします。

文字を覚えて知識が増えていくと、言語が豊かになっていきます。そうすると、概念が形作られていくので、その子らしさが周囲の大人にも本人にも見えづらくなっていきます。四、五歳頃はまだ文字からの知識がそれほどないので、その頃の遊びのなかには、その子らしさが表現されているはずなんです。

文字を覚えた以降は持って生まれた資質が見えにくくなるかな、とは思います。

どんな遊びが好きだったかは、その人の生まれもった特性を見るヒントになります。ただしそのときに、「何々のための遊び」ではだめです。

「何々のための遊び」とは？

サッカー教室に通ったとかそういうのではなく、ふだんの生活の中で自発的に何をして遊んでいたか。「何々のため」ではなく「好き」で選んだ遊び方はどのようなものだったか。それがその人の資質を見つけるうえでの手がかりとなります。

たとえば私は、池の水とかをすくってきてじっと見るのが好きでした。原生動物が動くのを観察したり。それが今の仕事に結びついています。

セラピーの場面では、たとえかすかでも反応に気づくのが大事ですよね。言葉のない方の場合はとくに、観察が必要になるのだろうと推測がつきます。愛甲さんの資質が今のお仕事に合っているのですね。

はい。自分の持って生まれた資質は、今の仕事には合っていると思います。営業等の仕事についたら、頑張ったかも知れませんが、病気をしていたかもしれません。

なるほど。つまり、資質を見抜いて、そして合っている仕事につくと健康を保てるのですね。だから仕事選びの際には、子どものときの資質を考えてみることがとても大事なのですね。

それぞれの人が好奇心の伴う仕事に就くのがいいです。これは誰にとっても重要ですけど、発達のデコボコのある人にとってはとくに重要です。だってそういう仕事じゃないと、嫌になってしまうでしょ。

ああ、たしかに。

「気持ちいい」をつかむのが上手になるには

それから、発達デコボコの人であっても普通の人と同じで、大事なのは快食・快眠・快便の生活を保つことです。そして「気持ちいい」という感覚を探して、それが可能になる状態を実現していくことです。その際に理解しておかなくてはならないのは、発達デコボコの人にはしばしば感覚の偏り（過敏・鈍麻）があるので、定型発達の人の感覚とは違うということです。

いずれにせよ、気持ちがいい、を大事に生きていったほうがいいというのに違いはありません。

でも発達デコボコの方たちからは、「気持ちがいい」がわからないという声もよく聴きます。どうすれば「気持ちいい」をつかむのが上手になるのでしょう？

それにはやはり五感トレーニングをおすすめします。

いろいろな五感を味わうと、自分にとって気持ちのいいものとそうじゃないものがはっきりわかるということですか？

そうですね。普段の生活では、意外と意識的に五感を使う機会が多くありません。普通はもっぱら、視覚と聴覚ばかり使っていますね。しかも視覚と聴覚を使っている時でも私たちは自分の身体を意識せずに使っています。だから身体の感覚を感じ取るトレーニングが大切なのです。

例えば、静かな場所で目を閉じて一分間座ってみるだけでも、日頃聞こえなかった音が聞こえたり、日頃気づかなかった香りが感じられたり、空気の流れがわかったりします。

ああ、たしかに。

だから、意識して他の感覚も使っていくといいと思います。そうすると、より彩り豊かな生活に変わっていきます。嗅覚、味覚、触覚も使うといいと思います。そしてそれがすべて使えるのはお料理なんですよね、やはり。

ああそうか。だからお料理はいいんだ。社会的な能力だけではなく、身体感覚も育むトレーニングになるんですね。

お料理をするときには、見た目も味も考えますよね。クッキング活動は五感トレーニングです。だから、お子さんがお料理に興味があるのならご家族で一緒に作られるといいと思いますよ。

今は便利な時代で、チェーン店も多くて、どこでも同じものが食べられる世の中です。自閉症のお子さんなどが同じものだと安心というのもわかります。でも安心だからといって同じものばかり食べていると、感覚や感情が育ちません。お料理を一緒に作って食べることは、さまざまな感覚を使って身体に記憶させることでもあるので、感情をも育てることになります。

たしかに。

私は作るのも食べるのも大好きですが、何か正当化されてとてもうれしいです。わっはっは。

浅見さんは神田橋先生に開き直り能力があると言われましたよね。それもまた、資質のひとつです。

開き直るって一般的には悪い意味に使われることも多いですが、持っている体質をどう社会的に役立つ方に活かせるか、それが資質を開花させるということだと自分では理解してこの開き直り能力を大事にしています、と開き直ってるんですが。

それぞれのいいところを活かせばいいんですよね。これも神田橋先生がおっしゃることですが、荷車を引く馬と競馬に出る馬は元々違うでしょう。それぞれの能力、得意不得意を見極めて、持っている得意分野を磨いていけばいいんです。

苦手なところの克服ももちろん大事でしょう。でもそのためには、得意分野で勝負するのが近道だったりします。

得意なところを伸ばして、苦手を補う感じですね。それと、一見マイナスに見える資質の裏に強みがあると。

はい。一般的にマイナスに評価される自閉っ子の特質に、「こだわる」っていうのもありますよね。これも「能力」をつけると「こだわり能力」になります。こだわりは能力として使えばいい仕事ができるでしょう。

たしかに。

無駄な遊びが大事

ちょうど愛甲さんと出会ったあとの夏、発達障害の世界にうんざりしながら神田橋先生のご本を次々読んでいると、つらいときには子どものころに好んでやっていたことに戻るといいと書いてありました。私の父は湘南の出身で、私も海に放り投げられて泳ぎを覚えました。だから泳ぎに行くようにしたら、精神的に落ち着きました。本当に身体からの働きかけで解放されていくのが、身を以てわかるので、皆様にそれをお勧めするような本を出しているのかもしれません。

心理療法が向いている人も、ネット上での慰め合いが向いている人もいるだろうけれども、散歩や水泳、有酸素運動やストレッチなどで癒やされていく人も多いと思います。私の場合、誰かに悩みを聞いてもらったりするより、泳ぎに行ったほうがはるかにマシでした。自分自身は、誰かに話を聞いてもらってもわかってもらっても別に癒やされないと思います。そういう意味で、もし私の落ち込みが臨床レベルに達したら、うつというより双極性が濃く出る体質なのだと自覚しました。

そして発達デコボコな人の中にも、心理療法や自分探しより、身体を動かすこと、社会と出会うこと、社会で役立つ活動をすることで癒やされていく人はたくさんいると思っています。

浅見さんはまっすぐで、困難があっても立ち向かって乗り越えていく方だと思いますが、そういう力を子どもの中に育てるのはとても大事なことです。神田橋先生は、ねばり強い人に育てるためには、子どもの時に無駄な遊びをいっぱいすることだとおっしゃいます。

なるほど。だったら「療育」っていうのも考えものですね。いえ、不要だというのではなく、専門家の知識を借りてその子にふさわしいコミュニケーション方法を確立したり、そういうのは大事ですが、無駄に遊ぶ時間も子どもには必要なんですね。

資質を開花させるためにこそ、療育のメニュー化を避ける

 そうですね。「療育」は大切ですが、メニュー化してしまうことは危険だと思います。例えば、自閉症の子どもにはこのメニュー、ダウン症の子どもにはこのメニュー、ＩＱいくつの子どもにはこのメニューといったように、一人一人のお子さんの発達課題や興味関心を吟味せずに、組まれている療育方法はよくありません。「療育」がお子さんの発達段階に則したものであって、その子らしさを存分に発揮できるものであってほしいと思います。

それから、自分の感情を抑え込んでよい子で生きている子どもは、青年期以降に自分の感情がわからなくなる危険性があります。子どもが怒っている時、「悔しかったね」、「つらかったね」と、その子の感情に合わせた言葉をかけてあげるだけでも、子どもは自分のマイナスの感情に気づけるようになります。子どもが転んだ時のおまじないに「痛いの、痛いの、とんでいけー」というのがありますが、このようなおまじないも子どもにとっては身体の痛みを大人に共有してもらった豊かな経験になりますので、感情を育てるのです。将来、仕事ができる大人になるためにも、赤ちゃんは赤ちゃんらしく、幼児は幼児らしく、

子どもは子どもらしく、ゆっくりと大人になっていってほしいものです。

子どもが子どもらしいのは、大人に甘えることができているからです。子どもが不安な時には、大人にしっかりと甘えられることが大切です。

発達デコボコのお子さんの中には、甘え方がわからないお子さんがいますが、そういったお子さんの場合は、例えば家の近くの公園や自然が残っている場所に行って、短時間でもいいので一緒にそこで過ごしていただいたり、海や山に行っていただくといいと思います。そういった家以外の場所で親御さんに助けを求めたり、いろいろ質問ができる体験を積み重ねられるといいですね。

なるほど。

発達デコボコが基盤にあることで何かしらの症状が出ている場合、○○療法的な心理療法だけでは「生きづらさ」を解消させることは難しいのです。前庭覚（編注：重力を感じ取り、バランスを取る体性感覚）や固有受容覚や五感が定型発達者の方とは違うということは、身体そのものが違っているということです。だから、従来のマニュアル化された教育や医療や福祉だけでは、発達デコボコの人の「生きづらさ」を解消することはなかなかできません。

治療者や支援者には、発達デコボコのある人一人一人の体や興味関心に合わせた創意工夫や想像力が求められます。

医療で、教育で、家庭で、「資質を見つけ、開花させる」という観点からそれぞれ大事なことは何ですか?

まず医療ですが、私は医者ではありませんので薬のことはわかりません。ただ、その人のその時々に合わせた薬を、創意工夫しながら出していただけるお医者さんに出会うことが大切です。

教育の場面では、一人一人に合わせたスモールステップの学習が行なわれることによって、お子さんの学習意欲が上がっていきます。

不登校のお子さんの場合は、特別支援学級や校外の教育支援教室などご本人が安心安全と感じられる場所に通えることが必要です。

通学することで、足腰が鍛えられて辛抱強くなりますし、学習が継続できますし、対人関係や社会性を育むよい機会となるからです。

学校に通い続けられる環境の確保が必須ですね。

そうです。そして家庭では、パソコンやゲームでの遊びだけではなくて、かるたやトランプやお手玉やかくれんぼうや鬼ごっこなどデジタルから離れた遊びが大切です。身体を使った遊びは、関係作りや感覚育成に有効だからです。

家族揃っての食事にも配慮していただけるとよいと思います。最近は子どもだけで食事をする家庭が増えていると聞きますが、夕食の時間だけでも親御さんがゆっくりとお子さんの話を聴いてあげられる時間にしていただけるといいですね。

資質や好奇心のあり方の方向性は、別に心理の専門家ではなくても、親でも、いや親だからこそできるということも収穫ですし、それを育むこともできることがわかりました。

そしてそれを活かせる生活ができれば、健康に過ごせるのですね。

第5章

弱みを強みに変えていく

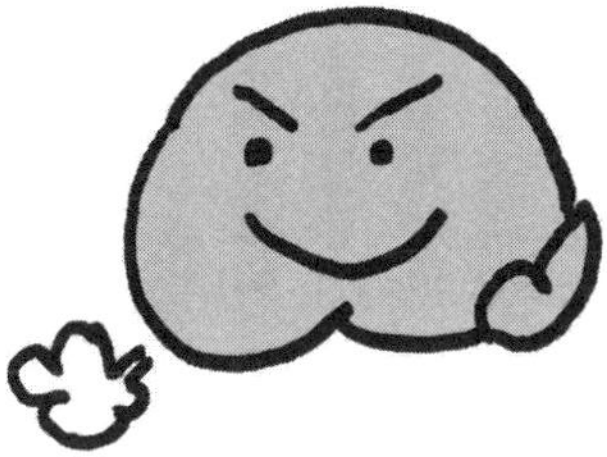

症状は自己治療

浅見 さて愛甲さん、この章では弱いところを強いところに変えていく、ということについて考えたいと思います。様々な精神症状が出て、それに苦しんでいる方、ご家族もたくさんいらっしゃいますが……。

愛甲 症状を出すことで、実は不安が軽減されているということに、ふだん私たちはあまり気づいていません。

症状は自己治療ではあるので……。

ああ、自己治療なのですか。苦しみの表れですものね。

そうです。ですから、自己治療でもある症状を無理矢理とってしまうことはかえって危険でもあるわけです。

症状は人によって千差万別です。不安障害（対人恐怖、醜形恐怖、自己臭恐怖）、摂食障害、強迫性障害、解離、依存症（アルコール、ギャンブル、薬物、ゲーム）、自傷、適応障害（不登校、ひきこもり）、虐待、心身症などなど、さまざまです。そして症状の根底には、なかなか言葉にはならない不安であったり、負の感情が存在しています。

でも、「安心の土台」を築く中で、マイナスのエネルギーをプラスに転じることができれば、症状は改善していきます。マイナスのエネルギーをゼロにすることはかえって危険なわけですが、プラスにできれば健康体になっていくわけですね。

そのためにも、その人それぞれに合った治療が必要なのです。

安心の土台を築く

安心の土台？　なんですかそれ？　安心できる状態になるための土台みたいなものですか？

そうです。安心感が持てない人は、いつも不安でいっぱいです。

そう。こっちから見るとわけのわからない理由で不安でいっぱいの人は多いですが、どうしてそうなるのですか？

そもそも発達デコボコの方は、乳幼児期に親と愛着関係を築きにくいからです。

愛着関係ですか。

赤ちゃんは自分を世話をしてくれるお母さんやお母さん的人物に完全に依存しています。

お腹が空いて泣けばおっぱいがもらえて、寒くて泣けば温めてもらえて、抱っこしてもらいたくて泣けば抱っこしてもらえて、眠くて泣けば眠らせてくれます。そのように自分の欲望や願望をかなえてもらえれば、赤ちゃんは「自分は守られている、愛されている、だから安心できる」と感じます。エリクソンは、この感情を「基本的信頼感」と呼びました。

身体的欲望が充足されれば、赤ちゃんは心地よさを覚え、外の世界を安心できるものと感じ、「基本的信頼感」を抱くようになります。

その反対に、赤ちゃんの欲望が充足されなかったり、不快感がより多く経験されたりすると、赤ちゃんは外の世界を安心できない不安なものだと感じるようになって、「基本的信頼感」を抱けないまま成長せざるを得なくなります。

安心の土台とは、赤ちゃんとお母さんとの間で織りなされる身体的・感覚的・情緒的な双方の心地よさをめざすやり取りから形成されていく安心感（基本的信頼感）の蓄積と考えてよいと思います。これが、体感のずれがあると築きにくいのです。そのまま大人になっていくと、様々な症状が現れます。

愛着関係が築きにくい、と言っても親側に虐待やネグレクトがあるわけではないということですね。そもそも定型発達者との感覚のずれで、親が一生懸命育てていても愛着関係が育ちにくく、その結果安心の土台が築かれないまま大人になるのですね。だから小手先の精神療法で、なかなか状態がよくならないのですね。土台ができていないわけだから。

神田橋先生の論文、「難治症例に潜む発達障碍」（『臨床精神医学』三十八巻三号、三四九〜三六五ページ、二〇〇九）を読んでも、発達障害の人の治療が難しいことがわかります。その原因の一つが、安心の土台を築くことの難しさだと私は考えています。そしてこの安心の土台を築くことで、マイナスのエネルギーがプラスになっていきます。

マイナスのエネルギーがプラスになるって？

感覚過敏があれば、その繊細さを仕事に活かせばよいわけですし、こだわりがあれば、そのこだわりを仕事に活かせばよいわけです。

すぐれた芸術家やスポーツ選手など、著名人の多くに発達デコボコがあることが知られていますが、それは、弱みを強みに変えられた結果、人々の心を打つ仕事ができたからにほかなりません。

たしかに。つまり、弱みは強みなんですね。安心の土台があると、弱みが強みに変わるのですね。

そうです。そして、安心の土台を築くことって、ものすごく大変なことのように思われるかもしれませんが、不可能なことではありません。ニキさんや藤家さんが生きやすくなっていったのをみると、何が安心の土台づくりを助けるかが理解できると思います。

まず大切なのが、信頼できる人の存在です。

全てを委ねられて安心できる人が一人でもできればよいのです。

例えば、それまで親からどれほど愛されてきたかということに全然気づかなかった人が、ひょんなことから、親の愛に気づくことがあります。

内観療法という日本人が創始した心理療法がありますが、これは、親の愛に気づく心理療法のひとつです。できるだけ具体的な経験や情景を思い出しながら「○○からしていただいたこと」「して返したこと」「迷惑をかけたこと」の三つのテーマを自分のなかで調べていくものです。

そういえば、藤家寛子さんも診断を受けてしばらく経ってからようやくお母様の愛に気づけるようになりましたよね。

信頼できる人との出会いは、現実の世界でも、心の世界でもいいわけですね。そういった人との出会いが、安心の土台作りには不可欠です。

それから、心地よさを自覚できるようになることがひとつ。自分の体が「心地よい」と感じているかどうかを自分自身に尋ねる練習から始めてみるといいと思います。

五感トレーニング

だとしたら、そもそも自分の感覚をつかむのが苦手だと安心の土台も築きにくいと思うんですけど、何かトレーニングはありますか？

はい。それも五感トレーニングから始めるといいと思います。

たとえば？

〝匂い〟や〝触感〟や〝味〟などをどう感じたか、自分の身体に問うことから始めればいいでしょう。身体を感じとる練習ですね。

次に、整体やカイロプラティックスや感覚統合など、身体に直接働きかける方法もいいでしょう。

発達デコボコの人の中には、触れられることに抵抗を示す人が多いですが、整体や感覚統合など身体に直接働きかけることによって、心地よさを感じ、認知の歪みや感覚のズレが修正されて健康体になっていきます。

また、トラウマを抱えた人にはＥＭＤＲや気功が効果があることがあります。これは身体に働きかけることによって、トラウマによる感情の蓋が取れるからです。トラウマのせいで本当の過去が思い出せなかったり、感情がわからなかったりしますと、自分らしさが表に出ず、自分の足で人生を歩いていきにくくなります。ですからトラウマ処理が必要な方は治療を受けられるとよいと思います。

余計なトラウマが取り除かれることによって、脳みそのメモリに余裕ができて、それが能動的に生きること、発達していくことに回るわけですね。

発達段階を「クリアする」という考え方

学童期までに乳幼児期の発達課題を達成しておけば、青年期以降の「生きづらさ」が確実に減ります。

ああ、遅れていても、とりあえず学童期までに乳幼児期の課題を達成しておくだけで、ずいぶん後々違ってくるのですね。これは、一つのヒントかもしれません。

エリクソンによる発達課題の表（**表1**）をあげておきましょう。各発達段階での課題がわかると思います。

エネルギー切れにどう対処するか？

発達デコボコのある学生さんのなかには、疲れていること自体に気づけなかったり、喜怒哀楽などの感情が感じられなかったりする方がいます。

おおお、よく会います。そういうタイプの方。

脳が疲れ果ててしまうと、体が動かなくなってフリーズしているので、周囲はすぐに気がつきます。

でも、ご本人は、ただその場で立ちつくしていたり、椅子に座り込んでいるだけで、何が起きているかわからないようなのです。

表1

発達段階	重要な関係の範囲
乳児期	母親的人物
幼児期前期	親的人物
遊戯期	基本家族
学童期	「近隣」、学校
青年期	仲間集団と外集団； リーダーシップの諸モデル
前成人期	友情、性愛、競争、 協力の関係におけるパートナー
成人期	（分担する）労働と（共有する）家庭
老年期	「人類」「私の種族」

そのようなとき、愛甲さんはどうなさいますか？

実は、「8の字まわし」をやります（編注：『発達障害は治りますか？』参照）。

神田橋先生から習った「8の字まわし」を、クライエントの方の両手を持って、やるようにしています。8の字まわしは、インスタント回復法ですが、かなり効果があります。目の輝きが変わるので、元気になったことがすぐにわかります。

それから食事も感覚を養う機会に使えます。それまで生活してきた環境やその時々の心身の状態などが影響するのだと思いますが、人それぞれ〝おいしさ〟や〝心地よさ〟が違っています。

一人一人の身体が違うわけですから、何を食べると身体によいかも違っていて当たり前です。

その時々でおいしく感じられるものを食べるように心がけるのが、健康を保つ上で大切なことです。

安心は、概念ではなくて、言葉を離れた感覚的・身体的実感ですので、おいしさを感じられるようになるということは、安心を感じるためにも必要なことです。

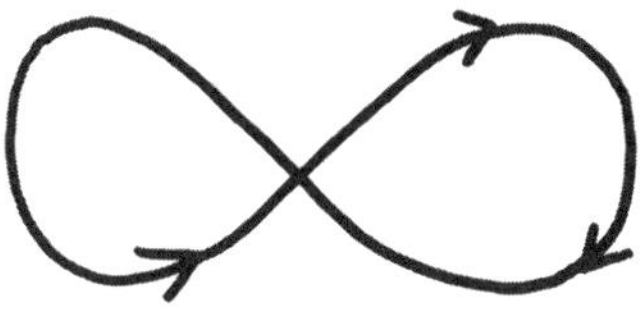

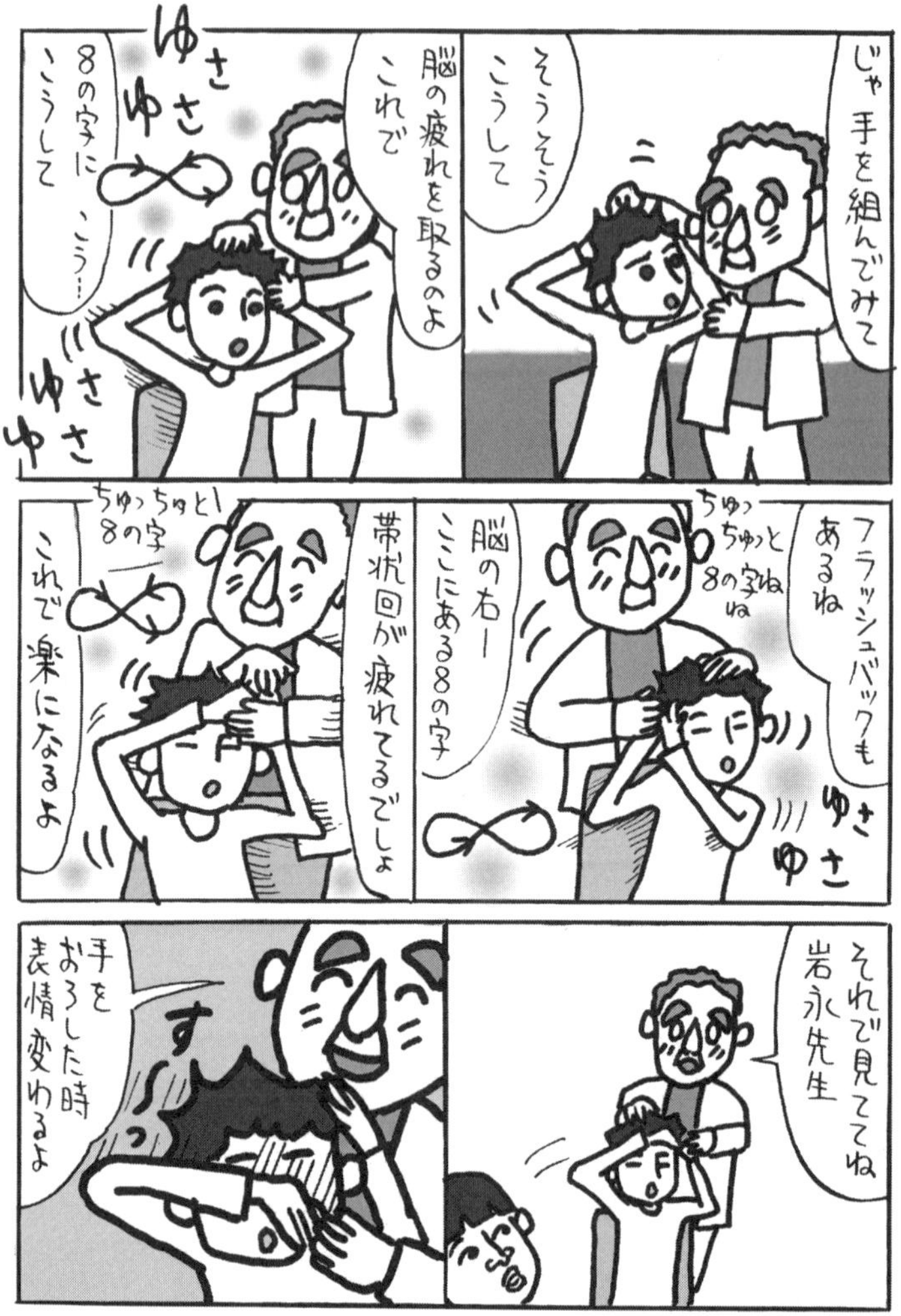
じゃ手を組んでみて
そうそう こうして
脳の疲れを取るのよ これで
ゆさ ゆさ
8の字に こうして こう…
ゆさ ゆさ
フラッシュバックもあるね
ちゅっ ちゅっと 8の字ね ね
脳の右ー ここにある8の字
ゆさ ゆさ
帯状回が疲れてるでしょ
ちゅっちゅと！ 8の字
これで楽になるよ
それで見ててね 岩永先生
手をおろした時 表情変わるよ
すーっ

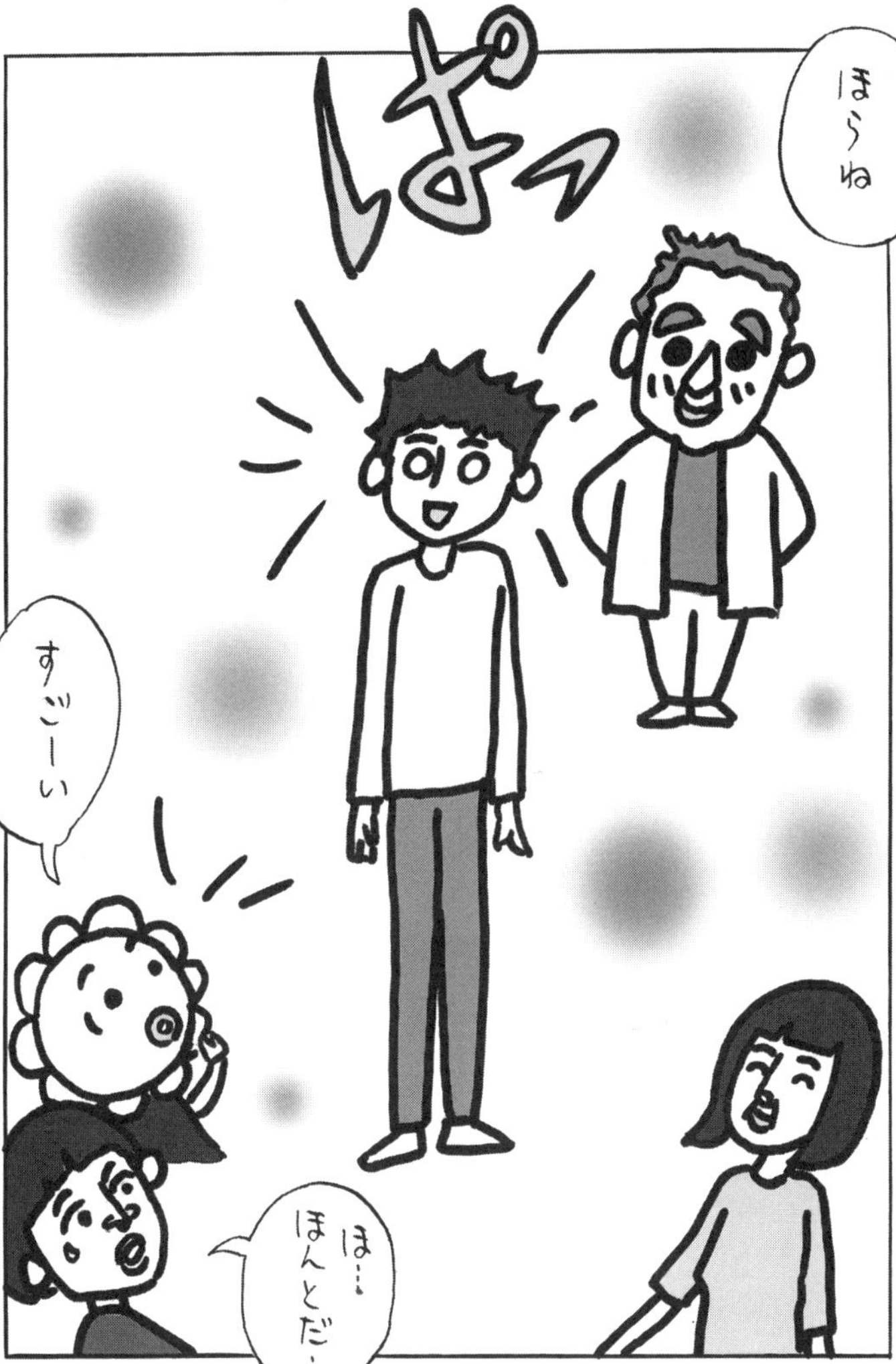

（『発達障害は治りますか？』より）

暴力をふるう人、ゲーム依存の人の強みはどこか考えてみる

心地よさを追求した結果が他人への暴力になってしまったりしたらどうするのですか？

暴力をふるってしまうお子さんには、ボクシングやテニスなどのスポーツがお薦めです。

暴力を完全に封じ込めてしまうと、焦燥感や抑うつ感が強まります。

暴力は単なる甘えですが、ボクシングやテニスはルールのあるスポーツです。

スポーツが強くなるためには、体を鍛えることはもちろんのこと、我慢する力や相手を負かす爆発的エネルギーが必要となります。

暴力的なマイナスエネルギーが、勝つためのプラスエネルギーへと変わっていきます。

ああ、そうか。「エネルギー量」を持っていることはたしかなのだから、安心の土台を作ることによって甘えをなくしていって、その持っているエネルギー量をプラスの方

に変えるのですね。「昔やんちゃだったけど更正して大事を成す人」とかはきっと、このパターンなんでしょうね。

じゃあたとえば、心地よさを追求した結果がゲーム依存になった子の親御さんにはどうアドバイスしますか？

ゲーム依存のお子さんのパソコンを親御さんが勝手に取り上げてしまうことはあまりお勧めできません。症状を呈しているお子さんが、自主的にゲームをやめられることが大切です。話し合って、お子さん自身の力で時間が守れるようになれるといいと思います。

ゲームは不安への対処法なので、一方的にパソコンが取り上げられてしまうと、お子さんのイライラや落ち込みがひどくなります。

ゲームに向かっていたエネルギーを、仲間との交流や学業や仕事に向けられるようになると、マイナスだった不安解消エネルギーが、プラスの創造的エネルギーへと変わっていきます。

なかなか難しいことですが、少なくとも「ゲームばかりやってないで！」と叱るより（叱るだけではなく）、もっと楽しいことを作ってそちらに誘導する、という工夫はやってみたほうがいいということですね。なぜゲーム依存の話を出したかというと、引きこもりと関連が強いようだからです。

ゲーム依存の方のカウンセリングも経験があります。ひとり遊びをふたり遊びにしようと一緒にゲームをやってみたのですが、私が下手で瞬殺されてしまったので、相手にならないな、ということで、その後はメールや会話のやりとりになりました。

わはは。

メールでも交流がずっと続きました。やがて、お勉強もできるようになって、大学に進学して研究に励まれています。表彰されるほど成績優秀だそうです。

素晴らしいですね。ゲームを通じての見知らぬ人とのネット上の交流が、実際に会える人――この場合は愛甲さん――との交流に変わったのですね。

迷惑行動を取る人の強みはどこか考えてみる

そういえばK子さんですが、考えてみたら、彼女は人とかかわりたい方だったんですね。

そうなんです。人が大好きなんです。

強みは弱みの裏にあるって神田橋先生がおっしゃることを痛感することが多いので、発達障害の人に迷惑行為をされるたびにこの人はどういうエネルギーをもてあましているのだろうと考えるようになったんですけど、迷惑な行為をする人って、それだけ人とかかわりたいということなんですよね。

でも、K子さんのように、盲で聾で言葉がなく身体感覚もよくつかんでいなかったら、人とかかわるには噛むしかなかったから噛んでいたんだろうなと思いました。それが力だったんだろうな。人とかかわりたいという気持ちは持っていたんだから。そんな風に思いました。

なるほど。

そういう風に考えるといろいろな人の資質がわかるのかな、と思いました。そしてそれを社会的に使えるものに磨いていくことにより治っていくんじゃないかな、と。

先ほども言いましたが、最後の方には、「一本橋こちょこちょ」ができるようになって、あれは本当に感激しました。表情が豊かになって、笑うようになって、ああ本当は人が好きだったんだなあ、と。

たしかに発達障害者の中には、迷惑な人はいっぱいいるんですよね。私もよく迷惑行為を受けますが、そういうときにはもちろん許さないし強硬に応じます。

でもそれだけ人とかかわりたい人なんだな、とそれは評価します。

迷惑には迷惑だとはっきり言いますが、いつかその「人とかかわりたい」という気持ちを役に立つ方に活かしてくれるといいなあと思っています。いつも。

ただ迷惑をかけられても、そういう風に教えてあげる人ってあまりいなくて、そこでめんどくさいとか怖いとかの理由で、妥協するというか、迷惑をガマンしてしまう人も多いように思えて、それってかえって本人のためにならないだろうと思うんですけどね。

人とかかわりたい人のほうが迷惑行為は多いんですよね。

わかります。それは迷惑だと教えてあげなくちゃいけない。でも関わろうという気持ちは評価します。それが強み、力なんだと思う。

「人とかかわりたい」気持ちを持っているのに、コミュニケーションが苦手だと引きこもったり、人とかかわる仕事に就いていないことが多くて、そういう人はたぶん資質が開花していないから、迷惑行為の方に走ってしまうんだろうな、と迷惑行為を仕掛けてくる人を見ると思うんです。

まずは「人とかかわる日常のほうが自分にとっては健全な環境なんだ」と自覚して、そういう生活を構築するための前向きな努力をしてほしいですね。過剰適応ではないコミュニケーションのコツをつかんだり、変人だと思われても、健やかに暮らしていけばいいじゃないかと割り切った上で仲間を作る努力をしたり、あるいは多少変人でも職場に存在することを許されるだけの仕事上のスキルを身につけたり。

そっちの方に向くのが本人にとっても社会にとっても正しいことだと思うので、私はそっちに向くように仕向けるので、決して「おおよしよし」という対応はしません。毅然と迷惑は迷惑だと言います。その結果憎まれても私は別に痛くもかゆくもないので、言語力と体力を持って生まれた者の社会的使命としてそういう対応をしますね。

「他人に対して断罪的な人」の強みはどこにあるか考えてみる

自分が自閉症の人を相手に裁判をやったことをきっかけに、発達障害者について仲人口をきくことが支援ではないと考えるようになったんですね。だから発達障害について、いいところも語るし悪いところも語ります。発達障害者が起こした犯罪についてもブログで取り上げたりする。そうすると犯罪については書くなとか、非常に断罪するような調子でアプローチしてくる発達障害の人が時々居ます。別に自分が犯罪を犯していないのなら、実際に犯罪を犯した人のことを書かれても関係ないので、堂々としていればいいと思うんですけど。

まあ私はそういう人を見て、きっと「あれはだめ」「これはだめ」と断罪されて育ってきた人なんだろうなあと思います。だから人にも断罪するような言葉遣いをするんだろうな、と。別にだからってこちらが折れることはしないんですけどね。そこで折れたら、「断罪したように強く言えば相手はびびって引く」という誤った学習をさせてしまうことになるでしょう。そしてそう信じてしまったら、社会でやっていけないでしょう。

「断罪」を覚えてしまうといろいろ生きにくいだろうと思う反面、これだけ断罪できちゃうっていうことはきっと正しいルールを守る力もあるんじゃないかとか思います。それが本来、その人の力になりうるのだろうと推察します。でもきっと、その場しのぎの片面的な教え方しかされなかったんだな、と。周囲に言語体力がないと試行錯誤の余裕もなく、面倒くさくなっちゃうだろうし。

そして一手間省いた妥協したような対応をすることが、結局はその人に誤った学習をさせてしまって、社会でのつまはじき的存在に追いやってしまうと思っています。

たとえば、子どもが、先生や親御さんから「どうして、あなたは何度言ってもわからないの」と叱られることがあります。子どもは「どうして」と聞かれても、返答に困るだけです。もしも「どうして、あなたはミスばかりするの」と皆さんが上司から叱られたとします。ミスをしたくてする人はいませんので、「スミマセン」と謝るしかない、それと同じです。このように、「どうして」と聞くことは、子どもに劣等感を植えつけるだけで、

効果は望めないと考えてください。子どもは「ごめんなさい」と謝ることしか覚えませんので、謝ることだけを学習して、断罪的になっていきます。

ああ、そうですね。「どうして何度言っても〜」のような、よく使われる叱り言葉も誤学習につながるんですね。

「どうして」と問い詰めずに、正しいやり方を教えてあげた方が学習につながりますね。理屈が必要な人だったら、なぜそのやり方ではダメなのかも教えてあげるといいかもしれない。断罪的だからこそ、ルールを守る力はあるかもしれない。だったらそれを活かせる情報提供はしてあげたいと思います。

やはり接する方にも言語力と体力が必要ですね。

「普通」にならなくていいのに〈開き直りのすすめ❶〉

まあ断罪的な人もそうですが、意外と発達障害の人って「いい子ちゃん願望」や「普通の人願望」が強くて。そんなに「普通」にならなくていいのに過剰適応しようとしすぎてるんじゃないか？と思うことがあるんですけど。

普通になりたいんですよね。

「普通じゃなくていいじゃないですか」って伝えるのが難しいし、親御さんにも理解してもらうのが難しいことが多いです。個性豊かなお子さんを授かっているのに、なぜか普通への願望が親御さんの中に強いことが多いような気がしています。

小学生のお子さんをお持ちの親御さんとかは、他の子と同じようにたくさんお友だちを作ってほしい、それは本当にそう願っていて、そういう親御さんに一人でもお友だちができればそれでいいんですよ、と言ってもなかなか納得なさいませんね。

なんでだろう。

やっぱり「普通」にしたいんですよね。他の子と同じように。

でも「普通」ってないですよね。

でも日本はやはり農村文化が染みついているので、どうしても一斉にとなりがちですよね。

だから治るっていう言葉にも「普通になる」っていう意味を勝手に付与されちゃうんだろうな。私は普通なんていうものの存在はまったく信じていないので、「治る」というのは「普通になる」っていうより「健康になる」って思っているんだけど。

とにかく、別に自閉のままで健康になればいいんですよ、「変人枠」で世の中渡っていけばいいんですよ、過剰適応しなくていいんですよ、っていうことがなかなか伝わりにくいのが不思議です。難しいですね。差別とかも、中にはする人がいてもいいじゃない。しない人を周りに集めればいいじゃない、と思います。もちろん、しない人を増やすのは大事なことだし、法の上での平等を確保するのは大事なことですけど、世の中にはおかしな考えの人もいるのだから、そういう人はほっとけばいいです。

そう。いじめはなくせると信じていらっしゃる方もいますが、最近、それは難しいことかもしれないと思うようになりました。その理由としては、同じ行為でも、ある人にとってはいじめと感じられるし、ある人にとってはいじめとは感じられないといったような違いが存在するからです。

体育系の教師は自閉っ子の天敵だと言われることがありますが、それは、体育系の教師のほとんどが、生まれつき運動神経がよくて、運動ができることから運動音痴の子どもの体験世界を理解することが難しいことがあげられます。あと、体育系の教師は生来運動神経がよいのに加えて、その後の厳しい練習に耐え抜いてきた経験がありますが、自閉っ子は前庭覚や固有受容覚に問題があったり、感覚過敏があったりするので、厳しい練習に耐えるだけの体力が育っていない場合が多いのです。なかには叱責されただけで心がくじけてしまう自閉っ子もいます。

体育の先生のために一言補足しておきますと、私が唯一なついた先生は体育の先生でした。体育っていっても、スパルタな方でも体罰を繰り出す方でもありませんでしたが。

実は発達障害の方やその保護者でも、体育の先生となじみやすい方はいるのです。問題行動を精神論的に解釈せず、まっすぐとらえて物理的に解決するのが得意な方が、ときどき体育の先生にはいらっしゃいます。まあ最低限、自分の身体能力を相対化できる人、発達デコボコの人の不器用さが根性の問題ではないことくらいは理解している方に限られるのかもしれませんが。
やはりどの人も強みと弱みがあり、そして人間同士ですから、健常者同士と同じように、相性があるのだと思います。

相性はありますね。子ども同士のいじめについても、自閉っ子は、嫌いな子とも無理をして遊ぼうとするので、いじめられてしまうのです。遊びたくない子と遊ばない子はいじめているんでしょうか？　そうじゃないと思います。無理矢理遊ばせるから、よけいひどいことになるのだと思います。そういうところの捉え方を大人がしっかりと考えていかなくてはいけないのではないでしょうか。

無理に仲良くしなくてもいいじゃない〈開き直りのすすめ❷〉

これが二次障害というのかどうかわかりませんが、今大人になっている発達障害の人は小さいときから不適切な言動を「いけないこと」「他人を不快にしないこと」を口うるさく言われたことが多いんじゃないかと思います。けれども一般の社会では、「誰にでもいい顔をすること＝社会性」ではありませんよね。近づいてきてほしくない人にはちゃんと「自分に近づくな」というメッセージを発することもできるのも社会性だと思うんです。いじめられたら「もう二度といじめるな」とメッセージを送れるのも社会性です。

そうですね。

自分が好きで相手も好意を持っていて一緒に前向きに何かに取り組める相手なら、仲良くするのもいいでしょう。でもそういう関係でなければ、別に仲良くする必要はないし嫌われまいと努力する必要はないと私は割り切っています。

発達障害の人が苦手なのはそこですね。普通になりたい、他の人たちと同じになりたいというのがあるので、相手に対していらだたせてはいけない、と強く思い込んでいる。

また周囲がそう教えますよね。そんなの通用するの学校のうちだけなのに。
あまり仲良く仲良くうるさく言われていると、自分にとって仲良くできなそうな相手、つまり自分にとって不快なことを言う相手を視界からおいやることができず、過度に攻撃的になるような気がするんですよ。そうするとかえって社会でつまはじきになるでしょう。

一応、社会に生きる人は仲良くする人とそうじゃない相手の使い分けを計算しながらやってるわけですよね。もちろん計算がはずれることもあるけど。ケンカしていい人としてはいけない相手とは分けて考えているでしょう。

でもきっと計算しないで人を不快にしてきて怒られたことの歴史が長い人は人をいらだたせない＝社会性と思ってしまっているんだろうなと思います。

親の生き方も関連しているのかもしれません。親も過剰適応して、ガマンしてガマンしてようやく社会に生きている人なのかもしれない。親自身に社会に対する被害観があって、ガマンを強いられたような気持ちがあるかもしれない。だったらそういうやり方を教えるだろうし、過剰適応＝社会生活、社会っていうのはつらい場所、と学んでしまうかもしれないですね。

学ぶでしょうね。それしかないから。

その結果親子でメンタル不調だったり。

そうですね。

社会は実は思っているより懐が深い、って気づけばラクになる人多いのになあ、っていつも思います。嫌われても誰かとケンカしても別にこの世の終わりではないですし。味方は必ずいます。

「人は人、自分は自分」と考えるのが苦手なのはなぜ？

ところで愛甲さん、なぜ発達障害の人の中には「人は人、自分は自分」という考え方が苦手な人が多いのでしょうか？　そう考えることができたら、無駄に「社会は理不尽だ」と思うことも減ると思うのですが。

「人は人、自分は自分」という考え方ができる人は大人です。青年期の発達課題である「アイデンティティが確立する」状態とは、いつでもどこでも自分は自分であるということが認識できている状態のことです。自閉っ子たちは、愛着形成が遅れる分、アイデンティティの確立も遅れます。ですので、「人は人、自分は自分」といった考え方も苦手なことが多いのです。

ああ、それも愛着形成の問題なのですか。なぜ他人のことを放っておけないのかと不思議だったんですけど、理由があるんですね。自分が自分だとわかっていなければ、自他の区別がつかなくても不思議じゃないですね。

それにしても、どうやら愛着の問題っていうのが、鍵になるとわかってきました。二次障害と言われるものの治癒のためにも。

弱みを強みに変える基盤となる「安心の土台」を築くためにも。

つまり、発達が促されるかどうかの鍵を「愛着」「安心」が握っているとわかってきました。

そこで、ここでもう一度「治る」という言葉の意味を考えたいと思います。

第6章

もう一度考えてみる。「治るって？」

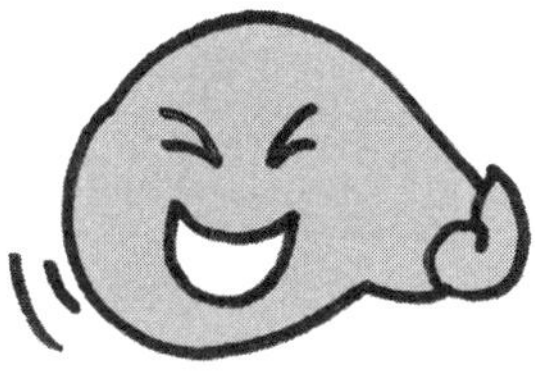

「治る」という言葉の意味をもう一度考える

浅見 さて、愛甲さん、ここでもう一度「治る」という言葉の意味を考えたいと思います。

最初に会いにきてくださったとき、「神田橋先生は治すんです」と愛甲さんはおっしゃったんですが、私はもちろん「ウソだろう」と思いました。先天性の一次障害は治らないことになってるし、二次障害もなかなか治らなくて、膠着状態になっている人が多いからです。要するに発達障害は治らないことになっていたし、今でも治る治らないという言葉に過敏な反応が起きます。

でも考えてみたら、私自身が「治る」という言葉の定義をはっきりと持っていたわけではないんです。あのとき愛甲さんは「治す」という言葉をどういう意味で使われたのでしょう?

これまでのお仕事について伺うと、知的障害の人が知的に発達することもわかったし、自傷や他害が治まることもわかってきました。だから改めて伺いたいんです。治るっていう言葉をどういう意味で使われたのか。

愛甲　神田橋先生のところに来る患者さんたちの中には、これまでも主治医が一生懸命治療してきても治らなかった方々が大勢いらっしゃいます。要するに悪い状態でいらっしゃるのですね。

そして、入院します。そうすると、まず、目つきが違ってきます。はじめの頃は、目がどんよりと曇って焦点が定まらなかったのが、やがて目に力が入って輝きが出てきます。やがて治って、退院されるときには、病んでいたときとは別人になっています。その経過を私は見ているので、治るという言葉を使いました。

じゃあ、治るって、健康になるということですか？

心身ともに健康になっていかれますね。発達障害はそのままでも。私はその状態を見て「治る」という言葉を使いました。発達障害が治る、というよりは心身ともに健康になるということですね。余計なことに囚われなくてすむようになるので、その結果、発達が促されていく。

あの話がきたときには、私も発達障害の世界の人々の思いを共有していました。治らないものだと思い込んでいたので、治るという言葉にショックを受けました。でもその後、藤家さんなどが立ち直っていく姿を見ていて、発達障害のまんまでいいんだよね、それでも心身健康になるんだよね、と思うようになりました。

藤家さんの場合だと、今まで自分の体調ばかり気にしていたのが、注意が外に向くようになって、社会の空気を読むようになったり、それで生きやすくなったり、そういう風に元からある能力がより社会的に生きやすいように使われるようになる経緯は見てきました。それが治るということなのだな、と私は考えました。

それでも治るという言葉を使うと「発達障害じゃいけないというのか」「自閉症じゃいけないのか」という反発も起こります。そんなつもりはまったくないんですけど。よくなった人たちでもデコボコは残ってます。でも、そのデコボコが社会を生きていく上で使えるほうに使えるようになっていく。脳みそのかたちとしては変わらないけどだんだん生きやすくなるっていう状態になっていく。

ところが、これをあんまりまだ体現している人がいないんですね。いるかもしれないけど、表には出てきません。だから「治っていった人の本当の姿」って伝わりにくいんです。そういうわけで、もう一度愛甲さんに「治る」という言葉の意味をお聞きしたいなあと思っていました。

もともとのデコボコは変化しますが、完全にはなくなりません。それでも健康になっていきます。

それが「治る」ということですね。納得です。

第7章

社会《みんな》の中で生きるには

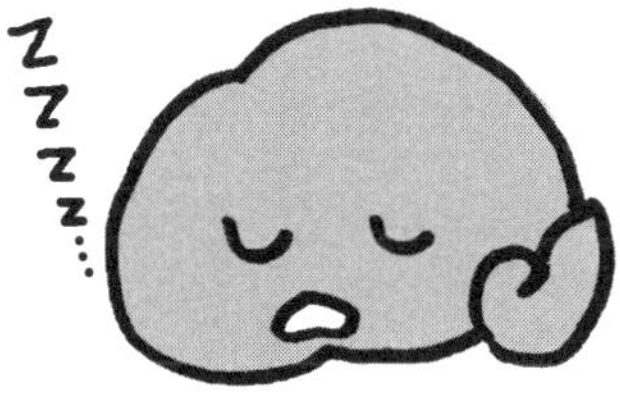

好奇心と社会のルール

浅見 さて、もう一度これまで学んだことをまとめておきましょう。

発達障害が治る、っていう言葉使っても、それは「普通」になるわけじゃないし、なる必要もないんですよね。デコボコのままでいいんですよね。社会のルールを守れば。

そして

▼好奇心を大事にすること。
▼その好奇心が満たされるような環境を作ること。
▼（成人になったら）元々備わっている好奇心を発揮できるようになる仕事につくこと。

これが満たされれば生活が安定する、ということをこれまで学びました。

ただ、ここでふと疑問が浮かんでしまうんですが、いくら好奇心が大事といっても、それが反社会的なかたちで発揮されてはいけないでしょう。

愛甲 確かにそうです。障害があっても、間違っている行為は周囲がはっきりと正すことが大切です。一人で考えている社会ルールが俺ルールになっていないかどうか、確認し合っていくことが大切だと思います。

定型発達の子どもは、他者の視点が比較的入りやすいことで、自然に社会ルールを覚えて身につけていけるのですが、発達デコボコの子どもの場合は、なかなか他者の視点が入りづらいんです。ルールを守れるとは、「他者の視点が入ること」です。

ああ、なるほどそうですね。「ルールを教える」ときに「他者の視点を入れる」と考えると効果的な伝え方の手がかりになりそうですね。

いずれにせよ、ルールを「自然に覚えられない」ということは「絶対に覚えられない」ということではない、と覚えておかなくてはならないと思います。

愛着の形成と社会ルール

社会のルールに則って生きていけるかどうかの背後に、やはり愛着の問題があります。赤ちゃんのときの母子の相互のやりとりがしっかりできていたかどうかが大きいです。

青年期になって、社会との間で問題が起きるのは、どこか愛着形成が脆弱だったことが背景にあります。

っていうと非常に傷つく保護者の方がいらっしゃいますが、愛甲さんも前述のとおり、発達デコボコの方の場合、親の側に十分な愛情があってもそのやりとりがうまくいかないことが多い、ということですよね。

そうです。だから、発達段階が途中にとどまっていることがあるのです。

たとえば二歳児を見て下さい。意のままにならないと泣き叫ぶでしょう。二歳児だから、それは自然なことです。けれども二歳児のまま大人になると犯罪者になります。オルポートという心理学者は、「もし大人が、その半分も二歳児と同じように、自己中心的であるとするなら、その人は精神病的罪人と考えられるであろう。」と言っています。（『人格心理学〈上〉』二四七ページ、誠信書房）

セルフエスティームが低くてはいけない、と強調されることも多いですが、セルフエスティームを高くしようとして、間違ってしまうと誇大な自画像になっていきますからね。大人からポジティブな感情だけではなくて、ネガティブな感情をしっかりと受けてもらえることってとても大事ですし、いろいろな経験を通して等身大の自分を知って、現実と折り合いながら健康になって大人になっていい仕事ができればいいと思っています。

その点、知的障害のある方たちとの交流から多くを学ばせていただいています。


知的障害のある方たちとの交流からどのようなことを学びますか？


生活に充実感を感じ始めると多動はなくなるんだなあ、と感じることが多いです。とても多動だった方が落ち着いてきたりしますからね。高機能の方の問題行動も基本は同じでしょう。

生活が充実してくると、不全感や悩みが減っていきます。それは知的障害の重い・軽い・ないにかかわらず。

友だちのいる意味

そして生活の充実ということを考えると、友だちについての問題もわかってきます。

先ほど友だちは無理して作らなくていいという話をしましたが、たしかに何が何でも作る必要はないけれど、一人もいないのと一人いるのは違うんですね。

そうでしょうね。それはすごく大きな違いだと思います。

あと最近は、ネット友だちはいっぱいいますという人はいます。でもあれは本当のお友だちではないでしょう。

社会生活の中でその人を成長させていく力はほとんど持たないと思います。

ネットでできたお友だちって、オンラインでつながるだけの人とリアルに発展する人がいるんですね。もちろん全員ではないけれど。きっかけづくりとしてはネット上のコミュニケーションはいいし、たとえば遠隔地に住んでいる人の生存確認をできるのは便利です。

でも逆に、ネットの友だちとリアルに発展しないケースもあるんですよね。

私の場合、ネット上で親しくなった人とリアルで会ったりする機会があると嬉しいし、逆にリアルで知っているめったに会えない人と交流できるのも嬉しいから、リアルとネットは別物なんだけど、垣根はないですね。

ネットと現実の使い分けも、それぞれなのかもしれませんが、ネットオンリーでしか友だちがいない人もいます。現実とつながりがなく、友だちが三百人いるという人とか。

それはＳＮＳとかの友だちですね。別にそれは、友だちではないでしょ。

そうです。そして現実の友だちが一人できると、がらっと変わるんですよ。

なるほど。でも友だちいない人に一人できるとその人に依存しそうです。

依存する時期もありますね。でも一人友だちができると、一緒にカラオケに行ったり、買い物に行ったりと世界が広がっていって、社会経験を増やすいい機会にもなりますし、相互に信頼し合える関係ができていくことによって、自分のいいところに目覚めたり、相手から一般常識を学んだりして、いいところを社会の中で使えるようになったりします。

ああ、なるほど。

練習になるんですね。社会とかかわる練習になるんです。だから友だちは無理に作らなくていいけど、ゼロか一かというと一をすすめます。でも無理矢理ではだめです。いじめたりいじめられたりの関係ではだめです。縦関係ではだめですね。発達障害のある方は、縦関係になりやすいんです。

なぜですか？

基本的な信頼関係が未熟だと、縦関係になりやすいんです。

子どものことを考えてみてください。子どもは親の庇護のもと生きていきますので、乳幼児期は基本的には保護する側と保護される側といった縦関係ですね。いい子にしていてかわいがってもらえるというような。

ふむふむ、なるほど。

でも、青年期に入っても、まだ自分で選んだり決めたりできない人の場合は、他の人の指示に従って、行動を決めてもらうしか方法がありません。あるいは、傍若無人な振る舞いをして、自分よりも弱い人を支配下に置こうとするような人の場合も、実は縦関係しか結べていません。このような人の場合はずっと縦関係だけの人間関係が続きます。
　発達障害がある人の中には、指示待ち状態で、自分の環境を自分の力で変えていくことに憶病で、他人に過度な要求ばかりして、自分の足で立つことができていない人が時々見受けられますが、このような人は、まだ縦関係の人間関係しか結べていません。

ああ、そういう人たちは、「縦関係しか結べていない段階にとどまっている」のですか。なるほど。

そうです。ですから横関係の人間関係も構築していかなくてはいけません。

どうやって？

選んで決める力の大切さ

まずは、「自分で選んで決める力」を育てることです。これは、横関係の人間関係を構築していく上でも大切な力になります。

たしかに。まず付き合う相手を選ばないといけないし。どうしても付き合わなければいけない相手だと、距離の取り方を選んだほうがいいし。

それは子どもの間はあまり許されないことだけど、大人になって社会人になるということは「付き合う相手をある程度選ぶ」「距離の取り方を選ぶ」ことですね、そういえば。

暴言や体罰が子どもの成熟を阻むだけで、子どもを強くすることはできないのもここに理由があります。

選べない関係で生じてきますもんね。しかも縦関係の。

はい。でも人間の粘り強さは本来、安全・安心の感情を自分の身体の中で育てていけるようになることと、自分で選んで自分で決める能動的体験の積み重ねから生じるものです。なのに体罰や暴言は、支配—被支配（縦関係）の最たるものでしょう。

支配者が暴力を振るうことで、弱者を自分の支配下に置いて指示命令に従わせますが、子どもは、いずれは社会に出て、大人になっていく存在です。上からの暴力だけでは、生きる力は育っていきません。

そこの切り替えがうまくいかない人が多いのかな、発達障害の人には。

自分で選んで決める力を持てないまま、いつまでも指示待ち状態ですと、仕事が能動的にはできないまま社会に出ていくことになります。青年期の発達課題のひとつに「自分の内側に羅針盤を持つ」というものがありますが、羅針盤がない船が座礁したり、進行方向を誤ったりしてしまうように、自分の内側に羅針盤を持てていない人は、善悪の判断を誤ったり、契約を破っても平気だったりして、社会規範を守れないまま大人になってしまう怖れがあります。だからこそ、甘やかしも体罰同様、子どもの成熟を阻みます。

体罰や暴言による支配が「一方的に傷つけられる関係」ならば、甘やかしは「一方的に与えられる」関係ですものね。

「千と千尋の神隠し」に登場する坊《ぼう》は溺愛されたまま育った青年と考えられると思いますが、外の世界を怖れて部屋にひきこもっていました。実は、溺愛も暴力も、親が子どもをペット化して、親が子どもに甘えている姿でもあるのです。なので、溺愛されたり、暴力を振るわれたりして育った子どもは、能動性が育ちづらいのです。体罰や暴言や溺愛のどれもが、子どもが大人をお守りする役割を担っていることから、子どもは親との間で縦関係しか学べません。

子どもの「感情」に蓋をしない

では、体罰もだめで、甘やかしもだめとなると、一体どのように子どもを育てていけば、子どもを強くしていけるのでしょうか。

まず、人が親になるということが、自分の感情よりも子どもの感情を大事にする覚悟をもつことだということを知っておくことです。子どもは大人の保護なくしては生きられない状態で生まれてきます。

子どもをペット化するということは、よい子に育ってほしいと願う親の一方的な甘えに当たります。お子さんが「泣いたり」「妬んだり」「怒ったり」「不安がったり」する時は、「うるさい、静かにしろ！」と大声を出すよりも、お子さんの肩を抱いてあげたり、お子さんがまだ小さい場合は抱っこしてあげたりして、「大丈夫だよ」とか「悔しいんだね」と、お子さんの感情を言語化してあげることが大切です。

親にネガティブな感情を否定され受けとめてもらえなかった子どもは、自分の感情を、感じなくしたり、封印したりすることで、「よい子」として成長していきます。ネガティブな感情が受けとめられることなく、封印したまま「よい子」として生きてきた子どもは、青年期になってその多くが危機に陥ります。

例えば、私がこれまで出会った、リストカットや摂食障害など自分の体を傷つけて生き延びてきた青年のほとんどが、自らの感情に蓋をしてよい子で生きてきた人たちでした。

発達デコボコの子どもは、生まれつき、過敏さや認知のズレがあったり、固有受容覚や前庭覚に問題があったりして、身体感覚や感情が言葉とつながりづらいので、感情を表現して受けとめていただくことと合わせて、自然の力を活用したり、感覚運動アプローチを意識的に行っていただくことが必要なわけですね。

ネガティブな感情が、言葉や絵や踊りなどなんでもよいのですが表現できて、大人からしっかりと受けとめてもらえると、それまで混沌としていた感情がまとまって、子どもは安定していきます。

その後は、生《なま》の体験を通して、苦労しながらでも、自分で選んで決める力が育っていけば、内側に羅針盤を作っていけるようになります。

できれば子どものうちに、何かしらの困難に出会った時に、人に助けを求められるようになっておくといいと思います。困った時に助けを求められれば、人が困った時に手を差し伸べられるので、人々と協力し合うことが可能になって、困難に打ち勝つために頑張れる人へと成長していけることになります。

お友だちが欲しいのに、どうやって作ったらよいのかわからないのが発達障害の人の特徴のひとつでもあるので、横関係を構築する機会が発達障害の人にはそれほど多いとは言えません。

浅見さんを攻撃してくる発達障害の人たちも、縦関係の人間関係しかまだ作れていない方たちなのかもしれませんね。

そうなんですか？　私自身はむしろ、誰とでもフラットな関係だと無意識のうちに考えているようで、逆に空気読めないくらい誰とでも対等だと思っているみたいです。相手に障害があっても無職でも対等。偉い先生でもお医者さんでも対等。そのへんが私の社会性のなさかもしれません。

でも発達障害の人たちが横関係の体験の貧しい人たちならば、なおのこと私は対等に接してちょっとでも横関係を覚えてもらうことにします。支援者という立場じゃないから、こういうこと言えてしまうのかもしれないですけど。

支援者の中には、障害のある子を持つ保護者や当事者のわがままを許す人がいるでしょ。それは思いやりからかもしれないけど、私から見ると対等な人間と見ていないからわがままを許すような人こそ、バカにしているように見えるんですよね。

私も結構そのあたりの考えは似ていますね。

たしかに、縦関係しか知らないって教えていただいて思い当たることたくさんあります。あと、誰の言うことを聞けばいいか、ちゃんと選べない人が多い。

でも小学校では「みんなの意見を聞きましょう」とか教えられますよね。なんでも字義通りに解釈してしまいがちの発達デコボコの子どもの場合は、「みんな」の意味を取り違えてしまうことが多いんですね。

先生たちが心をこめずに教えたことを大人になってもまだ覚えているのかあ。それに、無理ですよ。「みんな」っていうのは「全員」とは違うんだから。聞く相手とそうじゃない相手はちゃんと選ばないと。あ、そこでも選ぶ力が必要なのか！

こびりつくんですよ。記憶力が変にいいと小学校で教えられたことを守ってしまうのです。

そうかあ。小学校で教えられたことを守る人って、なんだか生きにくそうですね。

人と人との関係をどう築いていくか

まあそして愛甲さんは、人間関係作りをセラピーの場の遊びを通して実践されているわけですが、ひとり遊びをふたり遊びにするほどの関係は、どのように築いていけばいいいのでしょう。

何気ない遊びでも、関係を作ることはできます。たとえば私が支援者として接するときも、基本的な信頼感のできあがっていない子とかくれんぼをしても、最初はすぐ見つかるところにしか隠れてくれません。

どうしてですか？

人との信頼関係ができていないので、自分を探してくれる、っていう実感というか安心感がないんですね。でも関係性ができてくると、上手に隠れられるようになります。こういう何気ない遊びでも発達を促すことはできるんです。

ただし、たとえば、親と一対一の関係ができあがっていないうちに「ルールを守れる子に育てたい」などの理由で幼児期からサッカー教室とか野球教室とかに入れられているお子さんがいますが、あまり賛成できません。それは多人数での集団競技が創造的かつ自発的な遊びにはなりづらいからです。それよりも前に無駄とも思える遊びを十分しておいた方が青年期以降は粘り強い人になっていくようです。

でも親御さんとしては、ルールを守れる子になってほしい、という気持ちもわかります。

ルールを守れる人になるには

だったら、ごっこ遊びなどの象徴遊びがいいですよ。ごっこ遊びは、子どもがそれまで生きてきた経験から、相手になりきる役割演技遊びなので、ルールを学ぶ上で大変有効な遊びです。子育てを急ぎ過ぎないことはとても大事です。まず最低限、最初に守らなくてはいけないルールは、生活リズムです。快眠・快食・快便は健康生活の基本ですので、それがおろそかにされるようでは、お子さんが楽しみながらルールを身につけていくのは難しいと思います。

なるほど！　最初のルールは、たしかに生活習慣ですね。

自分がネガティブな感情を持ちながらも丸ごと愛されている存在だと確信できて、

身体の感覚や感情を大人にしっかりと受けとめてもらえて、自分自身でも実感できて、心身健康になっていけることが大切です。そのためにも感覚過敏の子には、できるだけ自然に触れさせてあげて、一見無駄とも思えるような遊びを通して、粘り強さを育む機会を与えてあげられるといいと思います。

先日、「刑事施設後の地域生活支援」というテーマのシンポジウムがあったので、出かけてきました。

山の中にある軽度知的障害者の入所施設の施設長が話をしましたが、ここでは、刑に服した発達障害者が刑を終えてから、大自然の中でひとりひとりに合った生活支援を受けることで関係発達が促され、社会ルールが守れるようになって、その多くが数年後には地域で生活できるようになっていくということでした。

愛着障害のある方への治療は、大自然の中で職員たちと一緒に生活を送りながら「生き直し」をしていくというのが効果的であることがわかりました。

過去を何もかも知りながら、決して自分を見捨てない大人と出会い、安心できる住居に住み、規則正しい生活をおくり、日中活動を自発的に行なうことで、基本的信頼感を育んでいけることが確認できました。

そういえば、自然の環境になじむことも生活に時折り取り入れている方たちっていますね。

考えてみれば私たちのような社会人も、社会のルールを守ろうと思えるのは、今が幸せだからですよね。

そうですね。周囲の人に肯定的な感情を抱いていたら、自然に協調することを選びます。

そのために特別な知識がない人でもできることは多いですね。

▼自発的にその子が選ぶ活動を大事にしながら、その幅を広げてあげる。
▼一緒に遊ぶ時間を持つ。
▼生活リズムを整えて、心身の健康に留意する。

そうすれば自然と、社会の中で生きていきやすい子に育つというわけですね。やはり対処療法というより、土台を築いた方が近道だというのがよくわかります。

それにしても、診断される人が増えてどこも療育機関がいっぱいで、という悩みを聞くことが多くなりましたが、愛甲さんの実践からはおうちでできることのヒントがたくさんもらえます。もちろん愛甲さんは「その人に何がいいか」とか、経験と観察に基づいた引き出しもいっぱい持っていらっしゃるプロですが、一般の親御さんでも「自分の子」のプロにならなれるわ、っていう方は多いのではないかと思います。

特別な療育の場ではなくても、その子の好奇心がどこに向いているかを観察し、一緒にいっぱい遊ぶ。そういう時間を一緒に過ごして、そこに子どもの資質を見つけることがとても大事なんですね。

アスペルガーの中田大地君が虚弱体質から丈夫になったときも、先生や親御さんは「いっぱい遊ぶのが子どもの仕事」だと本人に告げていました（編注：『僕は、社会《みんな》の中で生きる』参照）。今、その意味が本当にわかったような気がします。

本の締めくくりとして、愛甲さんが実践していらっしゃる「好奇心を大事にすること」「〝発達援助〟としての遊び」についてわかりやすく解説していただきお勉強したいと思います。

第8章

好奇心と遊びで、
社会《みんな》の中で生きる人になる

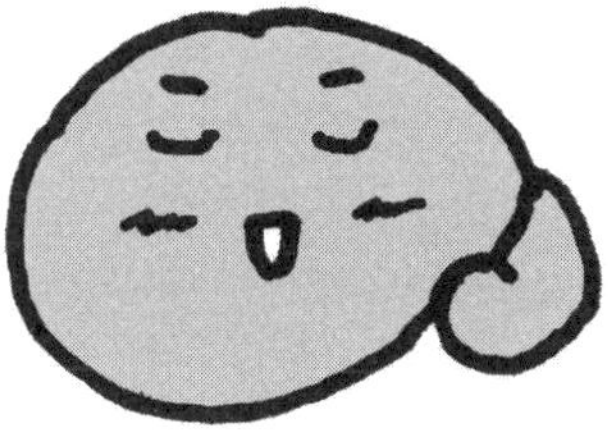

発達を取り戻すとは

浅見　私が発達障害というテーマと出会って十年以上経ちましたけど、ずいぶん時代が変わりました。以前はとにかく、支援者がいない支援者がいない、という声が多かったんです。でも今は、支援は増えたけどたどりついてみれば別にろくなもんじゃなかったたってわかってきたのが現状で。

愛甲　あはは。それはまた浅見さんらしいご意見ですね。

　率直に言って「支援機関と言われるところに行ってみたけど何も（あるいはちょっとしか）役に立たなかった」っていうことを体験してきている方が多いんですね。もちろん「助かった！」という方もそれなりにいらっしゃいますが。問題を抱えて頼っても、問題が解決されるとは限らない、ということは多くの方が気づき始めているんです。

　一方で先日、すでに成人の安定した生活をしているお子さんの保護者の方が愛甲さんの講演を聴いて「子どものとき、診断がついて療育に行ってみたら、親子で遊びをたくさんやることになって、どうして発達が遅れているというだけでこんな遊びを親子でしなければいけないのか情けなかった。でも愛甲さんのお話を聞いて、あれがよかったんだ、と初めて納得できた」と感想を教えてくださった方がいました。それも私がこの企画を立てた大きな理由なんですけれども。

要するに何が言いたいかというと、役に立つ支援もそうじゃない支援もあるけれども、役に立つ支援を提供している専門家の皆さんも、説明が少なすぎることが多いです。療育の場でやっていることの背景を教えてあげれば、それを手がかりに毎日の生活の中でできることがいっぱいあるのに。

先ほど愛甲さんがお出しになったこの表（**表1**）だってね、不親切だと思います。いきなりこの表出されて「愛着関係を育てましょう」と言われても、何が何だかわからず「こんなに子どもを大事にしているのに愛着関係が育ってい

表1

発達段階	重要な関係の範囲
乳児期	母親的人物
幼児期前期	親的人物
遊戯期	基本家族
学童期	「近隣」、学校
青年期	仲間集団と外集団； リーダーシップの諸モデル
前成人期	友情、性愛、競争、 協力の関係におけるパートナー
成人期	（分担する）労働と（共有する）家庭
老年期	「人類」「私の種族」

ないと言われるのか」と思ってしまう保護者の方がいても不思議には思いません。

そうですか。

はい。要するに、この表が言いたいことは、「人間は発達途上で、そのときどきでクリアする発達段階がある、そうやって健やかな大人になっていく」っていうことですよね。そしてそれは何気ない遊びの中で作っていける、と。「障害特性のために途中で取りこぼしがあっても、取り戻していける」っていうことじゃないですか。それをきちんと説明してあげればいいのに。

私は「遊びの本質」(二〇一〇)という論文を発表したことがあります。遊びを通じて関係性を作り、社会のルールを守れる子に育てていくという実践の記録です。それにこう書きました。

「人は愛着遊びにはじまる母子相互遊びを通して、その後の人間関係づくりの基盤を形成していき社会共同体へと向かうことになります。人は愛着遊びとしての二者相互体験を通じて、他者との協同遊びが可能となっていき、共同体におけるルールを遵守できるようになります。そして自分の中に羅針盤をもつ一人の世界内存在となっていくのです。」

おっしゃることはわかりますが、まだちょっとわかりにくいです。要するに愛甲さんのおっしゃりたいことは

▼お母さんとのいい関係作りが協同体の中でのいい関係作りにつながる。

ということですよね。そしてそれを通じて

▼社会にいかに適応するか

▼自分はどういう人間か

を獲得していくということですよね。

そうです。二者関係がしっかり構築されたあとで、そこにさらに参加者が増えた三者関係が作られ、それがやがて社会参加につながるということです。相談の場には反社会

的行動を主訴とするお子さんがいらっしゃいますが、遊びを通じた人間関係の構築で、しっかりと社会のルールを守れる子に育っていきます。

そこが理解しにくいです。なぜ人間関係が構築されると、社会のルールを守れるようになるのか。そして人間関係が作りにくい子たちに、どのようにその力をつけていくのか。そのあたりを教えてください。

ひとり遊びからの出発

わかりました。では論文に書いたケースをわかりやすく再構築しましょう。

七歳のY君というお子さんの話です。若すぎてまだ親になる準備がじゅうぶんでなかった両親の元に未熟児として生まれ、発達の遅れがありました。最初会ったときの様子は、小さくて衛生状態もよくない様子で、写真で見た発展途上国の飢餓状態の子どもを思い出させました。すでに、万引き、暴言、火遊び、恐喝などの問題行動を見せていました。私がお子さんを担当し、別の人がお母さんを担当し、一時保護預かりも利用して、小学校三年生になるころには色つやも健康になり、年齢相応の社会的規範を守れるようになっていました。

愛甲さんはまず、そのお子さんにどうかかわられたのですか？

初対面のときから、一緒に遊びました。

どのような遊びですか？

一緒にお絵描きしましたね。最初会ったときに「ここで一緒にいっぱい遊んで元気になろうね」と言ったら「うん」と言うので、黒板に「Y君の部屋」と書きました。

そうしたらY君が、側に鳥が笑っている絵を描いてくれました。そこで私が右側にY君の絵を描きました。「だーれだ？」「ぼくでしょ」「あたり」

Y君が「これ、何か知ってる？」ときくので「ええと、ひよこ」と答えたら「ううん違う。なーんだ？」と言うのです。「うーんと、わからない」と答えたら「あのね。キョロちゃん」と教えてくれました。

Y君オリジナルキャラのキョロちゃんだったんだ。きっとひとりでよく描いていたんだろうな、キョロちゃん。それを愛甲さんの前で披露して、ひとり遊びがふたり遊びになりましたね。

そうなんですね。だから「あー本当だ、キョロちゃんだ」と言ったら「ぼくね、キョロちゃんの絵、上手なの」と言うので「本当、上手だね。キョロちゃん笑ってるよ」と私は絵の男の子の肩にキョロちゃんをとまらせました。

愛甲先生の描いた絵とY君の描いた絵がそこでつながったんだ。難しい言葉で言うと、関係性構築の第一歩ですね。やさしい言葉で言うと「仲良しになれた」っていうことですけど。それから仲良しになって、どういう遊びをしましたか？

たとえば、砂遊びです。

砂場で？

いえ、箱庭療法に使う箱がありますよね。浅見さんもごらんになったことがあると思います。Y君はあの中に足を入れました。

へえ。あれはなんかいろいろ地形とか作ったりおうちとか置いたりして遊ぶものじゃないんですかね？

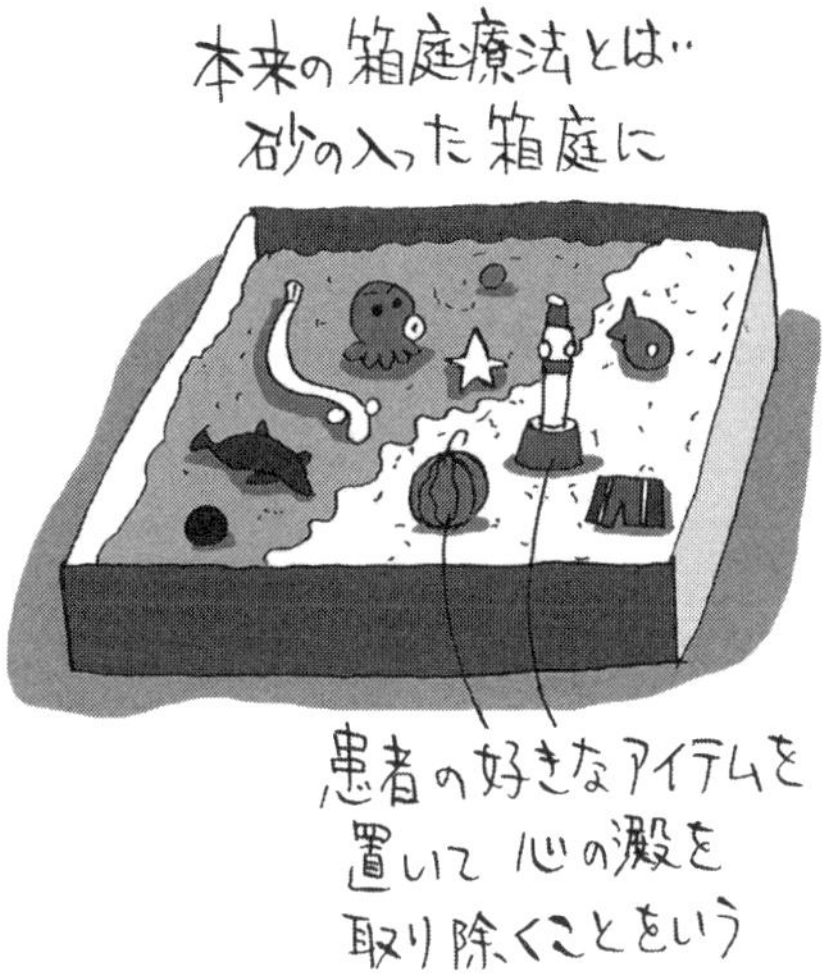
本来の箱庭療法とは…
砂の入った箱庭に
患者の好きなアイテムを
置いて 心の澱を
取り除くことをいう

Y君は箱庭を見て、最初は砂の上でミニチュアの自転車やバイクを走らせていました。でも途中から、突然靴下を脱ぎ始めたんですよね。

「靴下、脱ぐの？」ときいたら「うん」と言って、箱庭の砂をいじりながら、片足を箱庭にかけて私の方を見たんです。だから「入ってもいいよ」と言いました。そうしたら「本当に入ってもいいの？」ときくので、「いいと思うよ」と答えました。

そして私が椅子を箱庭の横につけると、Y君はゆっくりと箱庭の中に足を入れ砂の中に両足で立ちました。「ねえ、これまで、ここに入った人いるの？」ときくので「うーん、わからないけど、いないんじゃないかな」と答えると「じゃあ、僕がはじめて？」と言うので「そうだと思うよ」と答えました。

そうしたらY君は両足に砂をかけました。両足が砂の中に消えました。

そこで私は「あれ、どこにいっちゃったのかな」とY君の両足を探しました。砂を少しどけると足が現れました。「あっ、あった」と言ったら、今度はY君は手を隠し始めました。私も手伝って手足に砂をかけていくと完全に手足が砂の中に隠れました。「イナイイナイ・バー」と私が言うと、Y君はもっと深く手足を砂の中に埋めます。しばらくじっとしていたかと思うと、突然、両手両足がパッと出てきます。「あー、生まれた」と私が喜びの声をあげると、Y君は微笑みました。再び足を隠し、手を隠し、「イナイイナイ・バー」と私が言うと、もっと深く隠れます。この遊びを数回繰り返しました。

まあ箱庭に立ってしまうところがユニークですが、Y君はきっと砂を見て、気持ちよさそうだと思ったんだろうなあ。

そしてその後はなんてことない遊びですよね。他に一緒にやった遊びはありますか？

次にY君は箱庭からおりて、棚からカップを取ってきました。カップに砂を入れては出し、入れては出します。同じ動作を何度か繰り返した後、「はい、紅茶」と私に砂の紅茶を入れてくれました。そこで「ごくん、ごくん。あーおいしい。ごちそうさま」と答えました。

そうすると次にY君は食べ物がいっぱい入った缶を運んできました。小さな消しゴムでできた弁当を三つ取って「先生はどれがいい」と聞きます。私が「Y君はどれがいい？」と聞くと、しばらく考えていましたが、「うーん、これ」と言って、ハンバーグ弁当を選びました。私は別の弁当を選んで、二人で弁当を食べる真似をします。「おいしいねー」「おいしいね」目と目がしっかり合いました。そしてY君はまた、砂の紅茶と麦茶を私に入れてくれました。

何か、何気ないやりとりばかりですね。でも仲良しになった感じですね。そういうセッションを定期的に、長いあいだ続けたのですか？

はい。でも親御さんが連れてこられない時期があったり、いろいろ紆余曲折はありました。療育の次の日は調子を崩すので、親御さんがやめたいと言ってこられたこともありました。

療育の次の日調子崩すのなんかわかります。楽しいことがあった後に荒れる自閉の人にはたくさん会ったことがあるので。

身体と心って、つながっているので、薬と同じように副作用とか反動のようなものが出ることがあるんです。でもだんだんよくなっていきます。ご本人にはそれがわかっているから、Y君は続けたいと言いました。実はそれまでの何気ない遊びが、Y君にとっては自分の身体と感情を大人から肯定的に受けとめてもらった、生まれて初めての新鮮な体験の連続だったのかもしれません。

私はY君のご両親に、ここまで育てづらいY君をしっかり育ててくれたことにまず感謝の言葉を述べて、そして児童相談所での一時保護預かりを勧めました。

育てづらいのが明らかだったからですね。

はい。それでもなかなか日程が合わなかったりしたんですけれど、やがて夏休みに一ヶ月児童相談所で過ごすことになりました。この機会にしっかりと向き合ってくれる保育士との出会いもあり、身体と心の栄養が十分与えられて身長も体重も伸びました。途中でも療育の時間がありましたが、そのときに「ところでY君はなぜ児童相談所にいるの？」ときいたら「勉強がんばる。マラソンがんばる。友だちをなくさない。元気に過ごす。給食もりもり食べる」と答えました。

ちゃんとわかってたんだ。えらいなあ。

そうやって療育と児童相談所の預かりで、気がついたら問題行動は消え、社会的規範を守れる子になっていました。

もちろんY君だけではなく親御さんの努力も大きかったし、療育の時間だけではなく日常生活全般を学校の先生などとも力を合わせて支援し続けたことも大きかったと思います。「関係性を作る」→「ネガティブな感情を受け止める」→「反社会的行為をなくしていく」という点において、一緒に遊ぶことは一定の効果があったと思います。

う〜ん。その「遊びで人と関係性が作られると、なぜ反社会的行為が減るか」というところが、まだ、私の中では今ひとつうまくつながりません。そのあたりをもう少し詳しく教えていただけないでしょうか。

反社会的という意味

では、まずは、反社会的という言葉がもつ意味内容をよく考えてみましょうか。たとえば

▼反共同体的

▼反対人関係的

な行動も反社会的と呼ぶでしょうし、
▼ルール（社会規範）違反も反社会的と呼ぶでしょう。

そうですね。

その上で、こういった問題行動が誰にとっての問題であるのか、誰がその行動を問題ととらえているのかなど、一度しっかり考えておく必要があります。
Y君の問題行動を考えてみると、そういう行動がまず両親にとって迷惑な行動であることがわかります。

そうですね。まず保護者にとっては迷惑だったでしょうね。

はい。そしてその理由のひとつは、日本社会において、子どもの行いのほとんど全ては保護者の責任になるからです。近所迷惑な行動は、両親が近所付き合いをするうえで大きな障害となっていました。また被害を受けるのが主にきょうだいであったことから、両親にとってはY君の存在自体が許しがたいものとなっていました。

一方、Y君にとって、これらの行動はどのような意味をもっていたのでしょうか。両親にとって迷惑な行動が、Y君にとっても同様に迷惑な行動だったのでしょうか。

問題行動についてY君を中心に捉えなおしてみると、まず浮かび上がってくるのは、これら全ての問題行動が快（心地よさ）を目がけるひとり遊びであった可能性があるということです。

そうそう。そこが大きな謎です。「気持ちいい」は大事なのに、Y君の場合には当初「気持ちいい」と「反社会的」が直結してしまっている。それがどうやって治っていったのか教えてください。

以下、Y君に支援が入るまでの問題行動を列挙してみましょう。それはそれはたくさんの訴えがあったのですが、便宜上ここでは三つあげます。

❶家の障子の桟にライターで火をつけて燃やす。
❷きょうだいの貯金箱や財布からお金をとって買い物をする。
❸近所の人に「百円ちょうだい」と金をねだり、くれないと、「バカヤロー」など暴言をはく。

そりゃ迷惑ですね。

そうです。でもよく見て下さい。これはすべて、ひとり遊びなんですね。たとえば❶の家の障子の桟にライターで火をつける行為は、「ライターで桟に火をつけるとどうなるだろうかという探索遊び」なんです。

なるほど。

でも親御さんにしてみれば、一歩間違えば火事になるところだったという危機感を持ちます。Y君を許せないという気持ちを持ってしまいます。そしてY君を叱ります。

そりゃそうですね。

❷、❸の「きょうだいの貯金箱や財布から金を盗る行為や近所の人に金をせがむ行為」は、Y君から見たらたんに「お金でお菓子を買って食べたい」という気持ちを満たそうとする行為です。でも親御さんから見たら「人の金を盗むとは何ごとだ」ということになります。そして、またY君を叱ります。

当たり前だと思います。

ここに出てくる問題行動は「自らの心地よさを追求」した結果なんです。そこに、親御さんからの叱責があることで、問題行動が強化されていったのだと思います。

ろくにやりとりもない中で、叱られることが数少ない接点となっていったということですね。

「好奇心が大事。好奇心の方向性を探ることが発達援助につながる」ということを前章までさんざん見てきたと思うのですが、Y君の場合にはそれが問題行動になってしまっていた。反社会的な好奇心を発露させていた子が、なぜ社会が受け入れる行動を取れるようになったのでしょうか？

感情の蓋を取る

情動の共有があったからです。

というと？

生来のデコボコ脳が原因で、社会性や関係性の発達に遅れがある子どもの場合、子ども側の関係性の発達の遅れから、たとえ母親からの働きかけがしっかりとなされていても、子ども側から母親への働きかけが上手に行われないために、母親側からの働きかけが一方通行となって、母子相互の気持ちがいいとか嬉しいとか不安であるなどの情動の共有が困難となります。

大人との間で情動が共有できないということは、自閉症の子どもが、ひとり遊びに没頭することはできても、ふたり遊びや集団遊びが苦手なことが多いことと関係しています。

ひとり遊びには、ブランコ、すべり台、トランポリン、鉄棒、お絵描き、折り紙、水遊び、砂遊び、粘土遊び、文字遊び、ミニカーを並べる遊び、ブロック遊び、ゲーム、人形遊び、なわとび、本読み、ピアノ、音楽鑑賞など諸々の遊びがあります。

ふたり遊びには、母子愛着遊び（五感を使った感覚の共有、情動の共有、行動の共有）、くすぐりっこ、おんぶ、かくれんぼう、あやとり、しりとり、ままごと、シーソー、囲碁、将棋、チェス、卓球、剣道、相撲、バドミントン、テニスなどの遊びがあります。

集団遊びには、雪合戦、おにごっこ、かけっこ、かんけり、合唱、ドッジボール、野球、サッカー、バレーボール、バスケットボール、クイズ、しりとり、キャンプファイヤー、など数え切れないほどの遊びがあります。これらを身体遊び、象徴遊び（ごっこ遊び）、ことば遊びに分類すると、**表2**のようになります。

遊戯療法を受ける以前のY君の遊びは、ひとりで行う身体遊びのみでした。育ちの不幸な要因の重なりで、母子相互の愛着遊びを体験したことのなかったY君にとって、身体的快を求める一人遊びだけが唯一の遊びとなっていたようです。そして、さらに親御さんの叱責が、自分に注意を向けてくれる強化刺激となっていました。

Y君は療育や一時保護での安全な守られた生活のなかで、赤ちゃんとお母さんとの間で形成されるはずのやり取りが体験できたことから、わけのわからない感情を、キョロちゃんや人食い鬼のような象徴（シンボル）として、目に見える形で表現することができるようになりました。それまで混沌としていたわけのわからなかった感情が表現されて、治療者に受けとめてもらえるようになったことで、心の蓋がとれて、感情表現が豊かにできるようになりました。我慢する力というのは、子どもが怖がったり、不安がったりする気持ちを大人がしっかりと受けとめてあげることで育っていく力なのです。

ああ、そうなのですか！

Y君はその後、小学校や地域でもふたり遊びや集団遊びを楽しめるようになっていきま

表2

	身体遊び	象徴遊び	ことば遊び
ひとり遊び	水遊び、砂遊び、なわとび、ブランコ、すべり台、鉄棒、リズム遊び、粘土遊び	人形遊び、お絵描き、折り紙、ブロック遊び	本読み、絵本、詩歌、日記
ふたり遊び	母子愛着遊び（感覚の共有、情動の共有、行動の共有）かくれんぼう、くすぐりっこ、シーソー、卓球、バドミントン	あやとり、ままごと、スクイッグル、囲碁、将棋	しりとり遊び、電話ごっこ
集団遊び	雪合戦、ドッジボール、野球、サッカー	人生ゲーム、トランプ	

した。Y君は泣いても大丈夫な安心できる環境の中で、泣いたり、甘えたり、怒ったり、寂しがったりと素直に気持ちを出せるようになっていきました。それまで誰にも受けとめてもらえなかったネガティブな感情を受けとめてもらったことで、行動化という形で外側にまき散らされていた苦しみが絵や象徴遊びのなかで表現されて、反社会的行動が消失し、対話が成立するようになりました。

ひとり遊びが集団遊びへと発展していった経緯を⑴身体遊び ⑵象徴あそび ⑶ことば遊び　の三つのカテゴリーに分けて表（**表3**）にしてみました。

なるほど。普通の子が自然に作れるはずのそういう関係を作れなかったのが、愛甲さんと遊んだり、保護されていた他の子どもと遊ぶことによって、できてきたのですね。

はい。もう二つ表をお見せしましょう。**表4**はある施設に入所していた成人の自閉症の男性です。なんの前触れもなく人の顔面を殴るという他害行為がありましたが、ひとり遊びをふたり遊びに発展させるうち、他害行為が消えていきました。

また**表5**は、前述のK子さんの例です。

表3　Y君の場合

	身体遊び	象徴遊び	ことば遊び
ひとり遊び	指しゃぶり、妹の顔におしっこをかける、糞尿まみれ、火遊び、暴力、砂遊び	お絵描き	金銭せびり、暴言
ふたり遊び	母子愛着遊び、かくれんぼう、キャッチボール	おままごと、鬼ごっこ、お絵描き、箱庭遊び	対話
集団遊び	追いかけっこ	合唱	会話

表4　ある自閉症成人男性の場合

	身体遊び	象徴遊び	ことば遊び
ひとり遊び	水遊び、トランポリン、ブランコ、破壊行為、他害行為、ストッキング触り	お絵描き	ひとりごと、奇声
ふたり遊び	散歩	曲にあわせて二人で歌う、母の絵（毎回同じ）を描く	ことばの模倣（オウム返し）、日記
集団遊び	――	――	――

表5　K子さんの場合

	身体遊び	象徴遊び	ことば遊び
ひとり遊び	糸を口に含んで行う糸遊び、水遊び、自傷行為、他害行為、肌触りの良い衣類へのこだわり	――	――
ふたり遊び	母子愛着遊び（抱っこ、手遊び、着替え遊び、失禁⇔シャワー）、散歩、水遊び	――	――
集団遊び	――	――	――

K子さんの場合には外の世界との接触できる感覚にかなり制限があるために、身体遊びに限られていたんですね。でもその身体遊びを、ひとり遊びからふたり遊びに発展させることだけで、行動の問題には十分に効果的だったんですね。

以下、Y君と私が療育の場で遊んだときのY君の内面を想像してみます。

(2) 生まれ直しの遊び

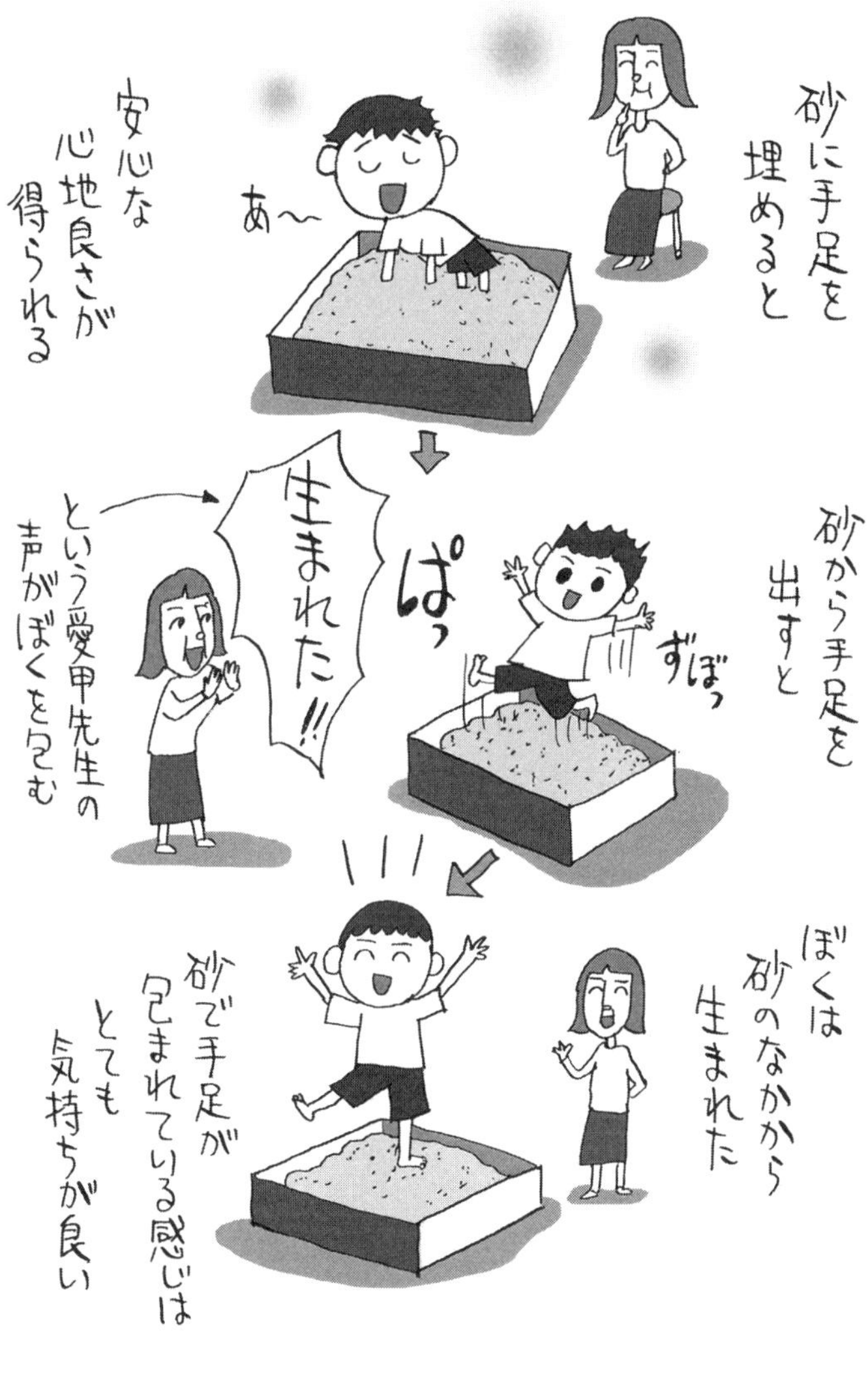
砂に手足を埋めると
あ〜〜
安心な心地良さが得られる
砂から手足を出すと
ずぼっ
ぱっ
生まれた!!
という愛甲先生の声がぼくを包む
ぼくは砂のなかから生まれた
砂で手足が包まれている感じはとても気持ちが良い

(l) 絵を介した触覚(身体的触れ合い)遊び

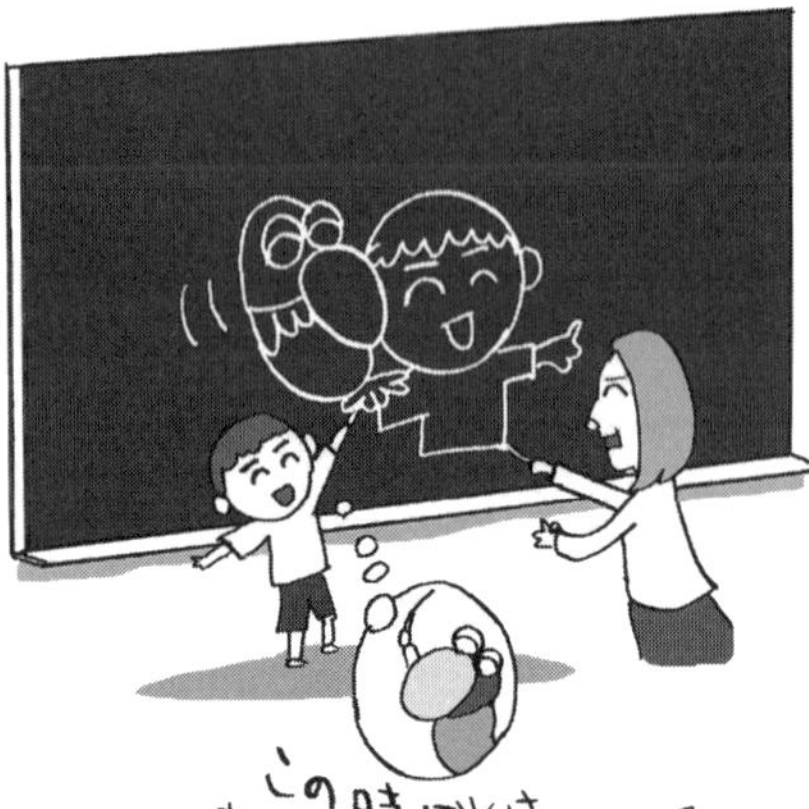
愛甲先生が
ぼくの絵を黒板に描く
ぼくは
キョロちゃんの絵を
その隣に描く
この時ぼくは
キョロちゃんになりきっている

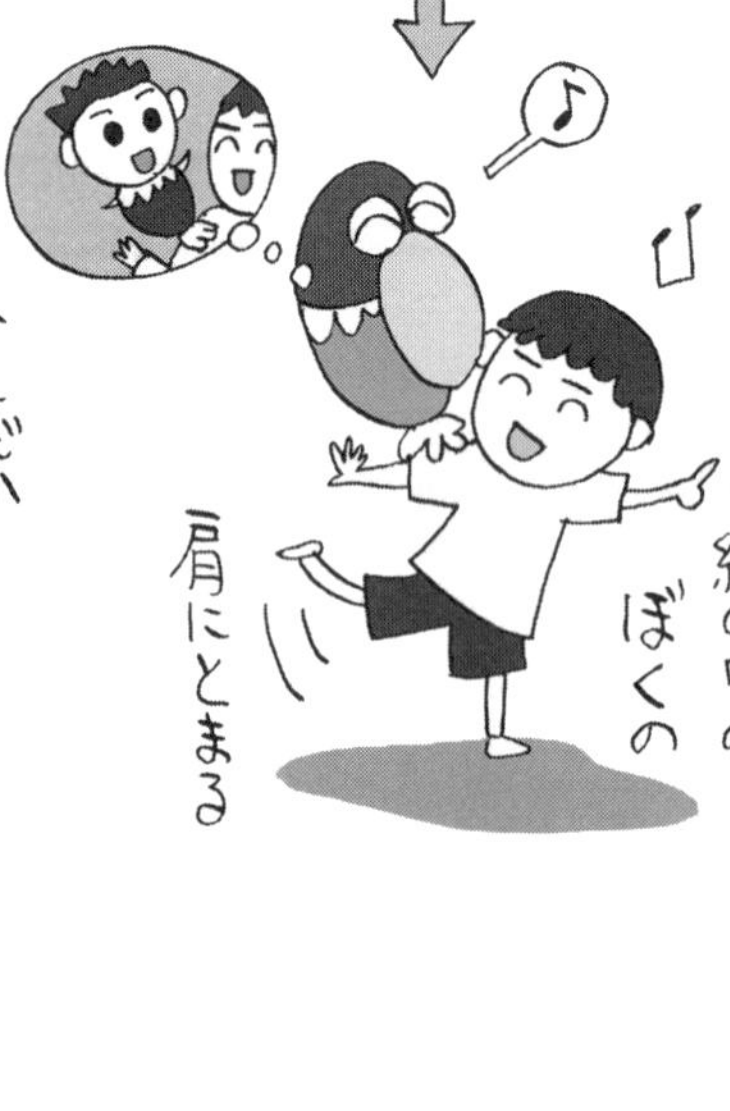
キョロちゃんに
なったぼくはー
♪
絵の中の
ぼくの
肩にとまる
なんだか
くすぐったいような
うれしい
気持ちがする

(c) 砂を介した "いない いない ばー"遊び

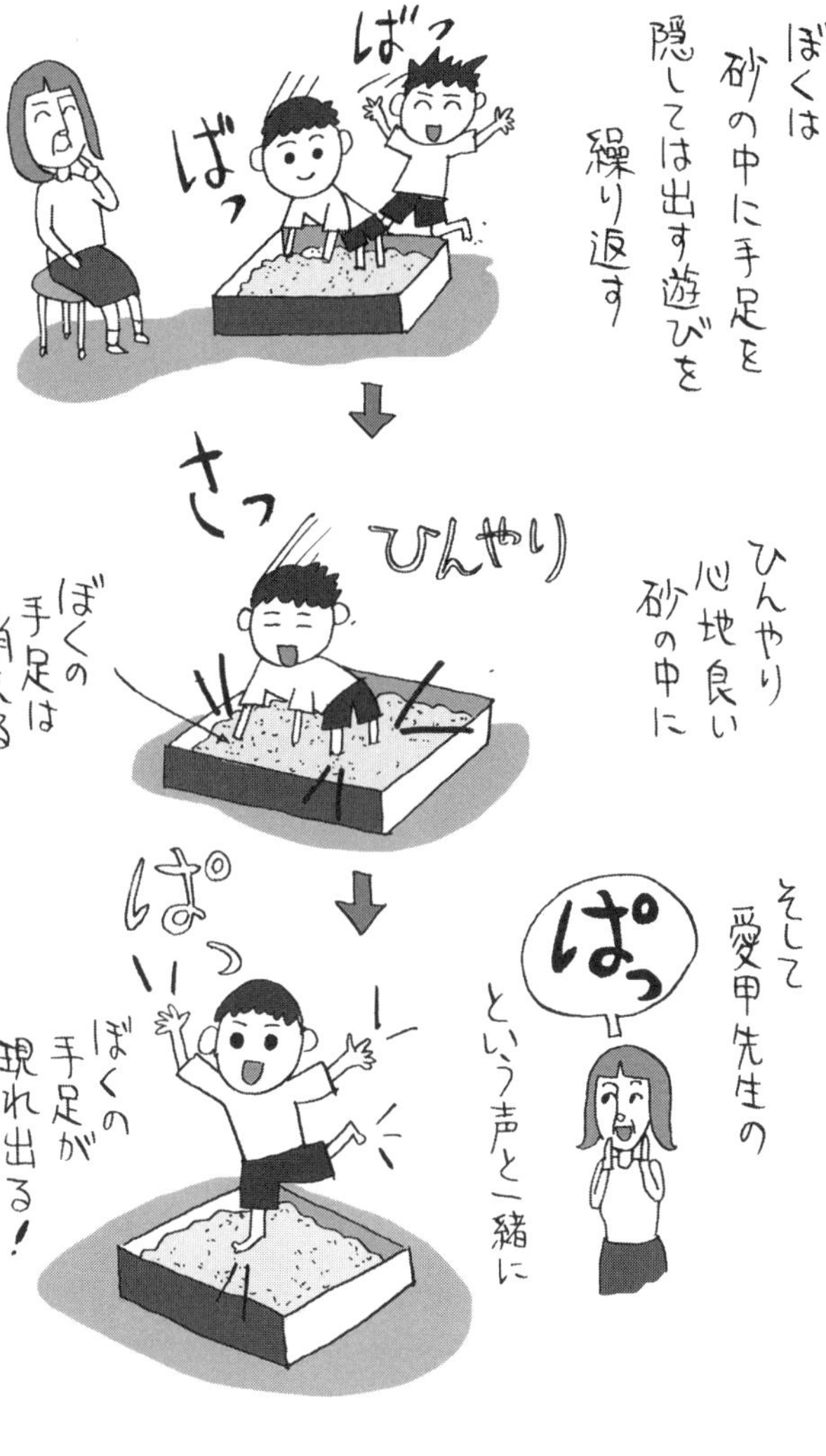
ぼくは砂の中に手足を隠しては出す遊びを繰り返す
ばっ
ばっ
さっ
ひんやり
ひんやり心地良い砂の中に
ぼくの手足は消える
そして愛甲先生の
ぱっ
という声と一緒に
ぱっ
ぼくの手足が現れ出る!

(d) ままごと遊び

ぼくは
愛甲先生に
紅茶を入れる

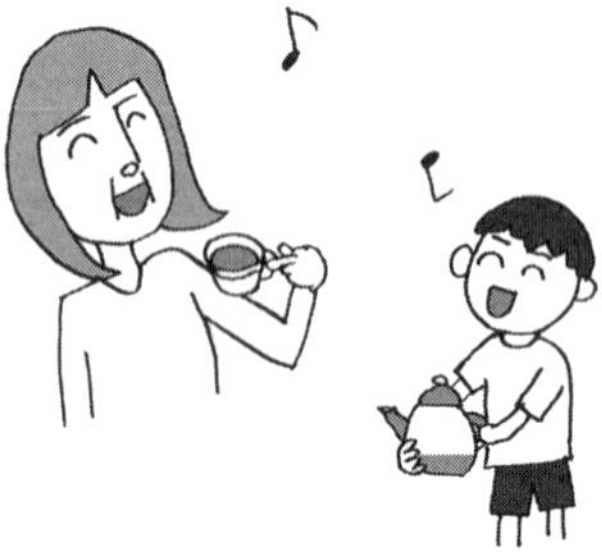

愛甲先生は
おいしそうに
飲む

⬇

次に弁当の
おもちゃを
愛甲先生と一緒に
座って食べる

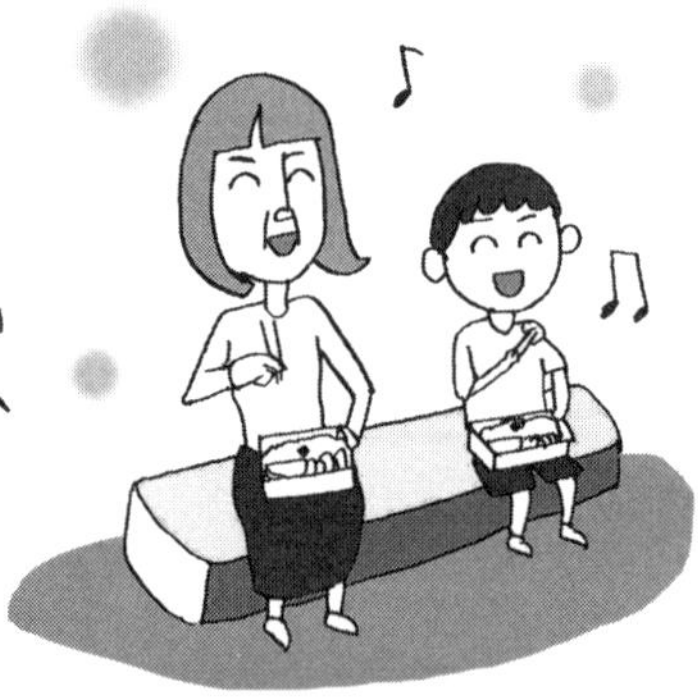

なんだか
心が満ち足りた
感じ♪

「誰かと仲良しになる」と「未来への希望」が出てくる

 トイレットトレーニングにも愛着が育っていることが効果的だということはお話ししましたが、自分が祝福された存在だとわかると、「相手を困らせたくない」という気持ちができてきます。愛着が育っていない状態というのは、皮のないおまんじゅうに例えられるかもしれません。あんこの中身がむき出しで、まき散らされているのです。けれどもそこに皮ができると、我慢して待つこと、我慢して待つと喜んでくれる人がいて、その人は自分という存在を祝福してくれていること、我慢できることを信頼していること、がわかってくるのです。

 そうか。「我慢できること」と「我慢することによって喜んでくれる人がいること」「喜んでいる人と愛着関係が育っていること」はつながりがあるんですね。私はこれまで、「我慢」っていうのは時間軸が見えないとできないものかと思っていました。だから苦手な人が多いのかな、と。

時間軸のわかりにくい発達デコボコの方は多いですね。

そして、時間軸と体感ってつながりがあるんじゃないかな、と感じてきました。たとえば私たちが起きた瞬間、「ああよく寝た」とか「寝足りない」と感じるのは、身体感覚を通じてですよね。時計を見る前に、だいたいどれくらい寝たのか体感でわかりますよね。でも自閉症の人は体感が弱い人が多いとすれば、そういう身体でわかる時間の経過みたいなのがつかみにくくて、「未来」というものがあるとわかりにくいのかな、と思っていた時期がありました。

けれども誰かと仲良しになることも、「未来」への感覚を育てますね。

支援者であれ友だちであれ、誰か、会いたい対象ができるとする。でもいつもは会えない。でも「いついつ会える」「会ったらまた楽しい時間が持てる」という流れができあがると、「未来」の概念が出てくると思います。「愛甲先生と遊んで楽しかった。また来週の火曜日に児童相談所に行けば会える」とか、それがすでに「未来への希望」だと思います。

障害特性とか、親の特性、あるいは厳しい環境などのせいで幼いころそういう関係を築けなかった人でも、こういうかたちで立ち直っていけることがよくわかってうれしいです。

そうやってその人が持っている資質を誰か好きな人のために役立てる。それが幸せな人生ですね。そこには知的障害があるかないかとか、大人だから遅すぎるとか関係ない。

「自分がどういう人間か」知るとはどういうこと?

それでは最後の最後に、大人になってもできることについてまとめてみましょう。この本はきっと「脳みそをラクにしたい」という大人の方もたくさん読んでくださると思いますので。

まず、遊び。これは大人になっても有効ですね。気晴らしのためのひとり遊びでもいいし、関係性をつくるためのふたり遊び、あるいは集団遊びでもいい。

もちろんです。

あと、自分の資質を知ること、自分の特性の棚卸しをすることも大切だと思いました。そのためには、自分の強いところを一生懸命探して、でも見つからなくて、「自分にはなんにもいいところないや」って思ってしまうこともあるかもしれない。でもそんな必要はないんだ、と。自分の弱点もまた強いところを探す手がかりになる。弱みの裏には強みがあるんだとわかりました。

その通りですね。

海に遊びに行ったりするときとか、あるいは何かピンチに遭ったときとか、とにかく非日常な場面に出会ったとき、自分がどういう行動を自然に取るか。高邁な才能とかだけじゃなく、そこに自分の資質が現れるのだということもわかりました。

そうです。

そして他人の力を借りながらでも、その自分の持っているものを他の誰かや自分を喜ばすために使う。そうやって暮らしていけば、成人生活は健やかになるように思えました。

自分を知るための近道は、まずは、「選んだり決めたりする力」をつけることです。何かを選ぶ、何かを決める、その練習をするといいでしょう。

なるほど！　自分がどういう人間かというのはすなわち、自分が何を選び、どう決めるかですものね。それは必ずしも、世間一般の多数派のやり方を踏襲しなければいけないということではないんですよね。

脳はデコボコのまま。でも健康になり、自分の資質を世の中で役立てていくことは障害があってもできる。

それを体現する人が、どんどん増えていけばいいと思います。

ありがとうございました。

あとがき

どのような心理療法にしろ、治療を行なう人と治療を受ける人との間の信頼関係がとても大切になります。

精神科医や心理士のような〝こころ〟を扱う職人には、治療技術以上に、その人自身の生きざまというか、人間性が問われるのではないかと、最近思うようになりました。

同じ技法を使っても、治療効果がマチマチであるのは、治療を受ける人と治療者との関係性が重要な鍵を握っているからに他なりません。

精神科医には、その人にピッタリ合った薬を合わせられる力量も必要となりますが……。

これからは、治せる精神科医と同様、治せる心理士などの治療者が育っていくことが大切です。

そのためにはどうしたらよいか。

私が尊敬している治療者のひとりに村瀬嘉代子先生がいます。

村瀬先生は、統合的心理療法というカスタムメイドの心理療法を提唱されています。

一人一人のＤＮＡが違っているように、一人一人の感じる体験世界も異なっているわけですので、心理治療も一人一人違っていていいはずなのです。そのことに、ほとんどの人が気づかずにいるって、なんだか不思議ですね。

ただし、特定の世界に縛られずに生きるということは、孤独そのものを引き受けることでもありますので、治療者としての覚悟が必要となります。

この世には、完璧な人間がいないように、完全にだめな人間もいません。

私たちの日常は、日々、修行の連続なはず……。

私たちは、誰もがいつの日か必ず死にます。

命尽きる日まで、どれだけ自分に正直に、自己と他者を尊重しながら、生き生きとその人らしく生きられるかが問われているのではないでしょうか。

愛甲修子

〈著者紹介〉

愛甲修子（あいこう・しゅうこ）

臨床心理士・言語聴覚士。
千葉大学大学院教育学研究科修士課程修了。大学院卒業後、特別支援教育の現場、医療現場、障害者施設、児童相談所などで臨床実践を積み重ね、障害のある人や家族の苦しみを解きほどくようにつとめてきた。神田橋條治に師事。共著に「発達障害は治りますか？」（花風社）、「心に沁みる心理学」（川島書店）などがある。

聞き手：**浅見淳子**（あさみ・じゅんこ）

編集者。（株）花風社 代表取締役社長。
異文化としての自閉症に興味を覚え、出版・講演などの活動を通じ一般の民間人の立場から、自閉症者と定型発達者の共存を促す言論活動を続ける。著書に「自閉っ子と未来への希望」、「自閉症者の犯罪を防ぐための提言」がある。

脳《のう》みそラクラクセラピー
発達凸凹《はったつでこぼこ》の人《ひと》の資質《ししつ》を見《み》つけ開花《かいか》させる

2013年3月23日　第一刷発行
2018年1月22日　第二刷発行

著者：　愛甲修子

装画・マンガ：小暮満寿雄
デザイン：　土屋 光
発行人：　浅見淳子
発行所：　株式会社 花風社
〒151-0053 東京都渋谷区代々木 2-18-5-4F
Tel：03-5352-0250　Fax：03-5352-0251
Email：mail@kafusha.com　URL：http://www.kafusha.com

印刷・製本：新灯印刷株式会社

ISBN978-4-907725-88-4